U0320399

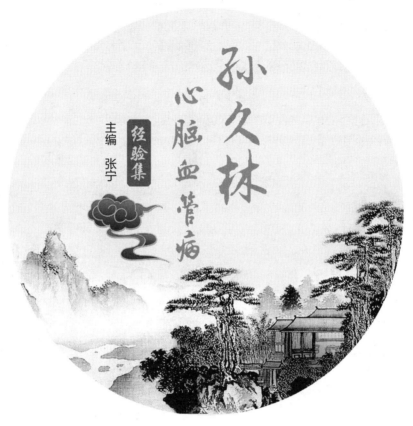

孙久林

心脑血管病

经验集

主编 张宁

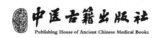

中医古籍出版社

Publishing House of Ancient Chinese Medical Books

图书在版编目（CIP）数据

孙久林心脑血管病经验集 / 张宁主编. -- 北京：
中医古籍出版社，2021.8
ISBN 978-7-5152-2068-0

Ⅰ.①孙… Ⅱ.①张… Ⅲ.①心脏血管疾病—中医临
床—经验—中国—现代②脑血管疾病—中医临床—经验—
中国—现代 Ⅳ.①R259.4②R277.73

中国版本图书馆CIP数据核字（2021）第102950号

孙久林心脑血管病经验集

张宁 主编

策划编辑	李 淳	
责任编辑	李 炎	
封面设计	韩博玥	
出版发行	中医古籍出版社	
社 址	北京市东城区东直门内南小街16号（100700）	
电 话	010-64089446（总编室）010-64002949（发行部）	
网 址	www.zhongyiguji.com.cn	
印 刷	北京市泰锐印刷有限责任公司	
开 本	710mm×1000mm 1/16	
印 张	14	
字 数	185千字	
版 次	2021年8月第1版 2021年8月第1次印刷	
书 号	ISBN 978-7-5152-2068-0	
定 价	48.00元	

编 委 会

主　编　张　宁

副主编　陈少军

编　委　曲　畅　张成英　杨　翠

主　审　孙久林

　　孙久林，男，主任医师，北京中医药大学兼职教授，曾被评选为北京中医药传承"双百工程"指导老师、北京中医药薪火传承"3+3"工作室指导老师。孙久林从事中医临床工作已40余年，曾师从北京中医药大学东直门医院郭维琴教授，深入地学习了《黄帝内经》《伤寒论》《金匮要略》等中医古籍的理论精华，在临床上形成了自己独特的辨证方法。特别是在心脑血管病诊治方面积累了丰富的临床经验，尤其擅长运用中西医结合理论治疗心脑血管相关疾病，如胸痹心痛、心衰、心悸、迟脉证、中风、头痛、眩晕、郁证、不寐、耳鸣耳聋、麻木、痴呆等。在临床工作中，孙久林特别强调气血的生理关系以及气血失调对心脑功能活动的影响，在八纲辨证的基础上，加以气血辨证，并结合现代临床研究的成果，进一步发挥创新，在学术思想、临证经验、用药心得等方面均有独到见解，对于指导中医临床工作，具有重要的参考价值。

　　为传承孙久林名老中医在诊治心脑血管病方面的学术思想和临证经验，特撰写本书。本书分为两部分，第一部分为总论，主要介绍中医对心脑病的认识，孙久林从气血理论辨治心脑病学术思想，以及孙久林辨治心脑病特色和用药心得；第二部分为各论，主要介绍孙久林对临床常见的十余种心脑血管病的诊治经验及用药心得。希望本书的出版能对中医临床医生有所帮助，为传承和发展中医药事业，弘扬中医药文化，尽微薄之力。

　　由于作者水平有限，书中存在的疏漏及不足之处在所难免，希望各位同道不吝指正。

编者

2020年9月

第一章 总 论

第二章　各　论

总论

第一章

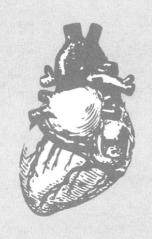

一、中医对心脑病的认识

（一）中医对心脑病生理病理的认识

中医对心的认识主要为心主血脉、心主神明。

1. 心主血脉

心主血脉即"心主身之血脉"，指心气推动血液在脉管中循环运行。血，即血液。全身的血液，依赖心脏的搏动运行于周身，从而发挥其濡养作用。正所谓"诸血者，皆属于心"。脉，即血脉，是血液运行之通道，与心脏相连，网络于周身。故心、脉和血在体内构成一个相对独立的密闭系统，使血液在脉中运行不息，周流全身，如环无端。心主血脉功能的正常发挥，首先依赖于心之阳气的充沛。心之阳气激发推动着心脏搏动，维持着正常的心力、心率和心律，血液才能通过血脉运行于周身，充分发挥其营养作用。"手少阴气绝则脉不通，脉不通则血不流，血不流则死。"其次是血液充盈。全身有效循环血量的充足，是心脏正常搏动、血液运行的前提之一。再次是脉道通利。脉管富有弹性、畅通无阻，是保障心主血脉功能正常的基本条件之一。此外，肺助心行血、肝主疏泄调畅气机，以及宗气的盛衰，均与心主血脉的功能密切相关。

2. 心主神明

《素问·灵兰秘典论》云"心者，君主之官，神明出焉"。所谓神，即人的精神、意识、思维活动，它不仅是人体生理功能的一个重要组成部分，而且在一定条件下能够影响人体各方面生理功能的协调平衡。《灵枢·本神》云"所以任物者谓之心"，指出心脏能够接受外来信息并做出相应反应。张景岳在《类经》中指出："心为五脏六腑之大主，而总统魂魄，兼赅志意。故忧动于心则肺应，思动于心则脾应，怒动于心则肝应，恐动于心则肾应，此所以五志唯心所使也。"进一步明确了心脏具有调节人体精神状态、意识、思维活动等功能，指出心主神明功能的正常在人体生命活动中所起的重要作用。故《灵枢·邪客》云"心者，五脏六腑之大主也，精神之所舍也"。心在五行属火，为阳中之阳，通于夏气；在体合脉，开窍于舌，其华在面，在液为汗，在志为喜；其经脉为手少阴心经，与手太阳小肠经相互络属，互为表里。

3. 心主血脉的功能与心主神志的功能密切相关

血液是人体神志活动的物质基础。《灵枢》云"心藏脉，脉舍神""血者，神气也"，说明因心主血脉才有心藏神之用。因此，心主血脉的功能异常，必然出现神志的改变。

中医对脑的认识主要为脑主神明。

脑居颅内，为髓之海。明代李时珍在《本草纲目》中云"脑为元神之府"，指出脑与精神活动有关。清代汪昂在《本草备要》中记载"人之记性皆在脑中"。王清任在前人基础之上对脑的生理功能有了更深层次的认识，在《医林改错》中指出："灵机记性在脑者，因饮食生气血，长肌肉，精汁之清者，化而为髓，由脊髓上行入脑，名曰脑髓，两耳通于脑，所听之声归脑；两目系如线长于脑，所见之物归脑；鼻通于脑，所闻香臭归于脑；小儿周岁脑渐生，舌能言一二字。"由此说明人的意识思维及记、听、视、嗅、言等都由脑掌控。

心脑对人体生理方面影响：张锡纯在《医学衷中参西录》中明确指出："心脑息息相通""人之神明，原在心与脑两处。神明之功用，原心与脑相辅而成""脑中为元神，心中为识神。"张锡纯认为心主神明，脑为元神之府，以阳气为本，血赖气行，心主血脉，心不断供给血液营养脑神之用，血足则脑髓充盈。何廉臣认为："盖以脑为元神之府，心为藏神之脏，心主神明，所得乎脑而虚灵不昧，开智识而省人事，具众理而应万机。"此外，人体情志的变化是受脑对心主血脉功能的影响，《素问·举痛论》说"喜则气和志达，营卫通利"，说明营卫通利是脑协调心的结果。《素问·举痛论》又说"惊则心无所依，神无所归，虑无所定，故气乱矣"，说明神不守舍也是脑调节心的结果。以上观点均明确阐述了心与脑在生理功能方面存在着密不可分的关系。

心脑对人体病理方面影响：因脑主神明，且以心为主宰，又以血脉相通，故"一处神明伤，则两处俱伤"。心为五脏六腑之大主，主神明及全身血脉。全身脏腑功能的正常运行有赖于脉道滑利、血液濡养。大脑功能的支配，是心主血脉功能的正常反应。临床实践中，心脑血管疾病常合并出现不良的情志改变，如焦虑、悲伤等，而情志改变又会加重心脑血管疾病，进而影响患者的预后。因心脑以血脉相通，故心脑可同时发病，如动脉粥样硬化同时累及冠状动脉及脑动脉，在此基础上，如出现急性缺血事件，会同时造成心肌缺血及脑缺血，导致出现心肌梗死、脑梗死。心肌梗死后附壁血栓、房颤血栓脱落是导致脑梗死的常见病因；急性脑梗死时，由于急性脑血液循环障碍使中枢神经系统释放大量去甲肾上腺素等神经递质，继发性引起冠状动脉缺血或诱发心室颤动。由此可见，心脑通过血脉沟通与联系，在生理病理上亦相互影响。

（二）中医对心脑病病因病机的认识

中医学早在先秦时期就对心脑有了一定的认识。《素问·脉要精微论》曰："头者精明之府。"《素问·灵兰秘典论》曰："心者，君主之官也，神明出焉。"最早在《黄帝内经》中对心脑的功能就有了深刻的阐述，认为心脑主司神明，是神机之源，一身之主。心脑经络相连、气血相通、神明贯通，共同主宰、支配人的意识、思维等精神活动，因此心脑在生理上相互关联，在病理上亦相互影响。张锡纯说"人之元神在脑，心脑息息相通"。无论外感六淫之邪、情志内伤、气血失调、痰阻血瘀、饮食偏嗜、劳逸失调均可影响心脑的正常生理功能而发病，出现邪犯心脑，以及心病及脑或脑病及心的临床症状。

1.外感六淫

机体感受风邪，或寒邪循经入里，上犯巅顶；或邪由鼻入，侵犯于脑，蒙蔽清窍，发而为病；或风邪化热入里，结于阳明；或邪热内结，逆传心包；或邪热内煎，灼液为痰，痰热蒙窍，犯脑扰心，均可导致心脑诸症。

（1）热结阳明：邪热不解，传至阳明与肠内积滞相结，里热炽盛，扰乱神明，可发生神昏谵语、神志失常的心脑疾病。

（2）热闭心包：叶天士曰："温邪上受，首先犯肺，逆传心包。"风热不解，内陷心经，闭于心包；温邪化火，上扰清空，神志失常，则出现神昏谵语或昏愦不语的脑心功能失常疾病。

（3）热盛动风：风邪化热，炽盛燔灼，入里内陷，深入厥阴，热极生风，内扰心神，则狂躁不宁，甚则出现神志昏迷、惊厥等脑心之神明失常疾病。

（4）痰热闭窍：热毒内盛，灼津为痰，痰热阻络，上蒙清窍，内扰心神，则神昏谵语，或昏迷不醒、口干、舌燥、苔黄。

2. 情志内伤

所谓七情，即喜、怒、忧、思、悲、恐、惊。正常情况下的七情活动对机体会产生协调作用，因而不会致病，如《黄帝内经》云："有喜有怒，有伤有丧，有泽有燥，此象之常也。"但在过激的刺激下，七情太过，就会影响机体的正常生理活动，使脏腑机能失调，气血运行紊乱，导致心脑之神明出现异常。正如《养性延命录》所云："喜怒无常，过之为害。"《素问·生气通天论》曰："怒伤肝、喜伤心、思伤脾、忧伤肺、恐伤肾。"情志的异常变化会损伤脏腑，影响气机的升降，导致气机运行障碍，神志失常。《黄帝内经》云："余知百病生于气也。怒则气上，喜则气缓，悲则气消，恐则气下，惊则气乱，思则气结。"

如过于暴躁，肝失疏泄，气血逆于上，蒙蔽清窍，可引起昏厥。如思虑太过，情志不遂，忧思日久，伤及心脑，蒙蔽心神，发为癫狂。现代研究亦证实，脑力劳动者的大脑长期处于紧张状态，易患心脑血管病。以上说明情志过激，可影响心脑功能，使心脑出现神明失常而发病。正所谓"阴平阳秘，精神乃治；阴阳离决，精气乃绝"，强调必须重视情志致病。

3. 气血失调

心脑的正常生理功能依赖气血濡养以维持。若脏腑失调，气虚、血虚，或气血两虚，心脑供血不足，心脉失养，不荣则痛，发为胸痹心痛；血不养心，心神失养，则常见心悸不宁、胆怯易惊、失眠健忘；气血无以濡养心脉，拘急而痛，则见胸痛；气血两虚，脑失所养，清阳不升，则见眩晕、头痛、耳鸣、健忘、痴呆；如气损及阳，寒凝经络，则见面色苍白、口唇青紫、四肢厥冷。

4.痰阻血瘀

心脑以脉相通。脉络畅通，气血运行通利，则机体精神旺盛、思维敏捷。津与血在生理上是相互转化的，其病理产物痰浊、瘀血则是相互影响的。《医学正传》曰："津液稠黏，为饮为积，积久渗入脉中，血为之浊。"痰阻血瘀，痹阻脉络，脉管凝滞，出现血脉壅塞，进而产生疾病，如头晕耳鸣、头重如裹，或头痛如刺、痛有定处，或胸闷气短、胸背彻痛、心悸汗出，或肢体麻木、中风。

5.饮食偏嗜

饮食偏嗜是指长期喜好某种性味的食物，或长期偏食某些食物，最终导致了疾病的发生。如饮食偏寒偏热，或偏食五味，或偏于肥甘厚味，或饮酒过度，久则可引起机体阴阳失调，气血失和，从而出现与心脑有关的内伤疾病。《素问·生气通天论》曰："味过于酸，肝气以津，脾气乃绝。味过于咸，大骨气劳，短肌，心气抑。味过于甘，心气喘满，色黑，肾气不衡。味过于苦，脾气不濡，胃气乃厚。味过于辛，筋脉沮弛，精神乃央。"如过食寒凉之品，易耗伤脾阳，导致寒湿内伤，阻滞经络，气血运行不畅；过食辛燥之品，易导致胃肠积热，热扰神明；偏食五味，则导致脏器偏盛；过食肥甘及饮酒过度，则会伤及肝脾，聚湿生痰，瘀阻脉络，影响气血流通。因此，饮食过于偏嗜，会影响气血的运行，使心无血所主，脑无精血所养。

6.劳逸失调

劳逸失调包括过度劳累、过度安逸两个方面。过度劳累又包括劳力过度、劳神过度、房劳过度。《素问·举痛论》曰"劳则气耗"。《素问·宣明五气》曰"久立伤骨，久行伤筋"。诸种过劳，均可使脾胃运化失常，痰湿内阻，脏腑功能失调，气血失和，导致诸多疾病的发生，如头晕、头痛、失眠、健忘、心悸、麻木、中风等病。

（三）中医对心脑病治法的认识

中医认为心脑病实证的治法，宜祛邪损其有余，但心脑病多表现为本虚标实或虚实夹杂之证，宜在祛邪的基础上，结合气血阴阳的盛衰，加以详辨；而心脑病虚证的治法，宜补其气血阴阳的不足。

心病的治法：①温阳法，温通心阳、温散寒邪，适用于寒凝血脉、胸阳痹阻所致的胸痹心痛、心衰、心悸、迟脉证；②行气法，行气解郁、理气宽胸，适用于气滞血瘀所致的胸痹心痛；③化痰法，健脾化痰、清热化痰，适用于痰浊中阻所致的胸痹心痛、心悸；④滋阴法，以滋补心阴为主，适用于心阴不足、心血亏虚、心失所养所致的心悸、心衰、迟脉证、胸痹心痛；⑤和营法，调和营血、疏通经络，适用于营卫不和所致的心悸、胸痹心痛；⑥活血法，补气活血、化痰活血、滋阴活血、温阳活血、行气活血，适用于阴阳气血不足，兼有瘀血痹阻所致的胸痹心痛、心衰、心悸、迟脉证。

脑病的治法：①清热法，主要是清脏腑热，适用于如肝经实火所致的眩晕；②攻下法，适用于里实证，如中风阳明腑实证见谵语狂言、狂躁妄动者；③补益法，补肾填精、健脾益气、滋补肝阴、滋补肾阴、滋补肾阳、益气养血，适用于气血阴阳不足之证，如眩晕、耳鸣、麻木、不寐、痴呆、痿证；④化痰法，燥湿化痰、清热化痰、息风化痰、行气化痰，适用于中风、眩晕、头痛、耳鸣、不寐、麻木、郁证、痴呆；⑤行气法，流畅气机、调和气血，适用于气机郁滞所致的郁证、不寐、头晕、头痛；⑥理血法，活血化瘀、益气活血，适用于耳鸣、麻木、头晕、头痛、中风、不寐、痴呆；⑦安神法，重镇安神、滋阴安神，适用于不寐、郁证；

⑧开窍法，清热开窍、温通开窍，适用于中风、痰厥；⑨镇痉法，疏散外风、平息内风、养血息风，适用于头痛、眩晕、麻木、中风。

心脑病临床病因病机的发生、发展是一个动态的过程，且证候具有复杂性，故临床治法也复杂多变，在治疗中常需要把两个或两个以上的治法结合起来应用，如温阳化痰、益气温阳活血、行气化痰活血等。正如前人所云："病有千端，法有万变，圆机活法，存乎其人。"

二、从气血理论辨治心脑病

（一）气与血的关系

气、血是构成人体、维持人体生命活动的最基本物质，是人体生命活动的原动力。在属性和生理功能上，气属阳，主动，主煦之；血属阴，主静，主濡之。两者均来源于后天中焦脾胃运化的水谷精微和先天肾中之精气。《难经本义》中说："气中有血，血中有气，气与血不可须臾相离，乃阴阳互根，自然之理也。"《医学真传·气血》中说："人之一身，皆气血之所循行，气非血不和，血非气不运，故曰：气主煦之，血主濡之。"这就是我们常说的"气为血之帅""血为气之母"。

气为血之帅是指气对血的作用，包括生血、行血、摄血三个方面。生血是指人体将摄入的饮食物转化成水谷精微，从水谷精微转化成营气和津液，再从营气和津液转化成赤色的血，气旺则血充，气虚则血少。故在临床治疗血虚疾患时，常配合补气药，作为补气生血的动力。行血是指气的推动作用使血运行于周身的动力。《血证论·阴阳水火气血论》中说"运血者即是气"，气行则血行，气止则血止。摄血是指气对血有统摄作用，可以使血液正常循行于脉管之中，而不会逸出脉外。《血证论·脏腑病机论》中说"人身之生，总之以气统血"。而气摄血这一功能是通过脾统血来具体实现的，正如《类证治裁·内景综要》中说"诸血皆统于脾"。

血为气之母，即血对气的作用，具体表现为气在生成和运行中始终离不开血。血为气之母主要体现在以下两方面：第一，血能生气，气的正常运行来源于血中的水谷精微，而水谷精微又因为血运行于周身为脏腑源源不断地供给营养，故中医常云：血盛则气旺，血衰则气少。第二，血能载气，气依赖血之运载而到达周身，正如《医论三十篇》云："气阳而血阴，血不独生，赖气以生之；气无所附，赖血以附之。"所以说如气不得血，则散而无所附。

气与血的关系是一阴一阳，互相维系。气有推动、激发、固摄等作用，在人体中处于升降出入的不断变化中，推动着脏腑经络生理活动的运行。血有营养、滋润的作用，为脏腑活动提供营养，同时是神志活动的主要物质基础。气血之间协调平衡，人体的脏腑活动才能得以正常进行；相反，气血失调，则会引起人体脏腑生理功能变化，从而产生一系列的病理改变。正如《素问·调经论》曰："血气不和，百病乃变化而生。"

（二）从气血理论辨治心脑病

孙久林依据气血理论，结合多年临证经验，认为心脑的正常生理活动有赖于气血的不断流通运行，并总结出气血同病理论是心脑病的发病特点。心脑病总的病机是气血失和所致，即气血之间的动态平衡被打破，导致一系列的病理反应和病理变化。因此，在治疗中应采取"调和气血，补泻兼施"的原则，来调整气血之间的关系。在八纲辨证的基础上，加以气血辨证，是孙久林辨治心脑病学术思想的重要体现。

1. 益气活血法的运用

心脑病初期以气虚为主，即所谓"初病在气"，常以心气虚、脾气虚、肾气虚为主要表现。气虚日久，血行不畅，瘀血内停，痹阻心脑之脉络，是心脑病重要的致病因素。《黄帝内经》虽无瘀血一词，但有恶血、留血、衃血等名称出现，在《素问·调经论》中记载有"气血不和，百病乃变化而生"。依据《黄帝内经》理论，气血运行发生障碍会导致疾病的产生。

心气虚：心主血脉，主神明。《素问》中有"心者，君主之官也，神明出焉"。心气虚，心血不足，痹阻心脉，心失所养，可见心衰、胸痹心痛、心悸；心血不足，心失所养，神失所藏，可见不寐、郁证。

脾气虚：脾为后天之本，气血生化之源。《医宗必读》云"一有此身，必资谷气，谷入于胃，洒陈于六腑而气至，合调于五脏而血生，而人资之以为生者也，故曰后天之本在于脾"。脾气不足，气血生化乏源，可见心悸怔忡、头晕；脾虚清阳不升，则见耳鸣；心脾两虚，心神失养，可见不寐、郁证；气血不足，筋脉失养，可见麻木。同时脾主运化，若脾失健运，聚湿生痰，痰阻心脉，不通则痛，可见胸痹心痛；痰蒙清窍，清空失养，可见眩晕、头痛；痰瘀痹阻脑脉，可发为中风；痰蒙清窍，神机失用，故见痴呆；若脾不统血，血溢脉外，可见头痛、中风。

肾气虚：肾藏精，主骨生髓，为脏腑阴阳之本，生命之源，故称之为"先天之本"，是脑髓的重要来源。《素问·上古天真论》曰："肾者主水，受五脏六腑之精而藏之。"肾精亏虚，不能上荣清窍，可见耳鸣；肾气不足，肾精亏虚，脑髓亏虚，清窍失养，可见头晕、头痛；肾精亏虚，髓海空虚，神机失用，可见痴呆；肾精不能上奉于心，水火不济，心神失交，可见不寐。

孙久林将益气法、活血法合二为一，补气而不壅中，攻伐而不伤正。正如张锡纯所云"调和气血""调和药力"。在遣方用药上，对气虚者，孙久林常佐以少许温阳药，如桂枝10g，取少火生气之意；对虚中夹实证者，以补虚扶正为主，兼以活血；对血瘀兼气虚证者，以活血化瘀为主，兼以补气。此外又常根据其兼症，配伍应用祛风、散寒、化痰、清热解毒之品。由于补虚药多味甘，性较壅滞，易致中满，如合并痞满者，又常配伍行气除湿之品，如木香6g，枳壳10～15g。

2. 益气升阳、活血化瘀法的运用

气陷多由气虚发展而来，是气虚升举乏力、清阳下陷所致的证候。多因先天禀赋不足，或年老体虚，或饮食不节，或思虑伤脾，使元气无力升举，反而下陷，形成气陷证。人体之头目，有赖于脾主升清之功能，若脾气虚，清阳不升，浊阴不降，水谷精微不能上荣头目，则头目失养，临床多见头晕、耳鸣、耳聋。由于元气不足，劳则耗气，故诸症皆表现为乏力、烦劳后加重，休息则轻。

孙久林认为气陷的病机与脾虚最为密切，多因中气不足、清阳不升、浊气不降所致，常将益气升阳、活血化瘀法用于治疗脾虚中气不足、清阳不升所致的头晕和脾虚气陷、清阳不升、耳窍失养所致的耳鸣耳聋，并尝试运用健脾益气升阳法来延缓痴呆的进展。

3. 温阳活血法的运用

阳虚是指阳气虚衰，气的功能减退，出现以畏寒肢冷为主要表现的阳气不足现象。阳虚一般由气虚进一步发展、气损及阳而成，或因久病之体复感寒邪伤阳所致，临床常见畏寒肢冷、面色苍白、完谷不化、倦怠乏力、精神不振，其与心、脾、肾关系最为密切。

心阳虚：多由心气不足病情发展而来，或因寒湿、痰饮之邪阻遏心阳；或素体阳虚，心阳不振；或忧思伤脾，心气耗损；或久病失养所致。

由于心阳受损，失于温煦，故临床可见畏寒肢冷、面色苍白。阳虚生寒，寒凝经脉，瘀血痹阻，则见胸痹心痛、口唇青紫；心阳不振，心失所养，故见心悸；心阳不足，水湿不化，上凌心肺，下溢肌肤，故见心衰；汗为心之液，心阳不足，可见大汗出。同时心阳虚还可兼见脾阳虚之证，如食欲不振、恶心呃逆、嗳腐吞酸、完谷不化、大便溏稀；亦兼见肾阳虚之证，如腰膝酸软、小便频数、阳痿早泄、颜面及肢体水肿；若心肾阳虚，水湿不化，凌心射肺，可见喘悸不休，烦躁不安。

孙久林认为，心脏五行属火，心主血脉，阴血的正常运行依赖心阳的温煦和推动。一旦心阳不振，心失温阳，运血无力，则导致寒邪、痰瘀等邪气阻滞血脉，不通则痛。因此常用温阳活血法治疗慢性充血性心衰、胸痹心痛、心悸。另外，由于心阳亏虚，鼓动无力，血行不畅，瘀血内停，脉行迟缓，亦用于治疗由心阳不振所致的缓慢型心律失常。

4. 益气活血、温阳利水法的运用

北京中医药大学东直门医院的郭维琴教授认为气虚血瘀、阳虚水泛是心衰的主要病机，故以益气活血、温阳利水为治法。北京中医医院的许心如教授提出心力衰竭的重要病因病机是肺虚不能通调水道，脾虚不能运化水湿，肾虚则气化不利，以致水湿停聚，水气凌肺，肺气上逆而为咳喘；水气凌心则心悸；泛于肌肤而成水肿。其中，水饮阻肺是心力衰竭最为首要的病理机制，许教授提出以泻肺利水来治疗心衰。

孙久林曾跟随郭维琴教授学习多年，对应用益气活血、温阳利水法及泻肺利水法治疗心衰做了进一步总结和阐释，认为益气应以补益心肺之气为主，温阳应以温补脾肾之阳为主，而在活血利水方面，孙久林以"血不利则为水"为依据，将活血与利水两个治疗方法更加紧密地结合起来。孙久林认为水邪与瘀血皆为阴邪，均是由于阳气不畅所致。若瘀血日久，必影响全身气机运行，当影响肝之疏泄及肺之通调水道时，因气机不畅，

必致水邪泛滥，上凌心肺则见喘息气促，阻滞中焦则见腹胀纳差，侵袭下焦则见下肢水肿。在临床上，孙久林紧紧抓住虚实，考虑患者正气亏虚，从而导致邪实为患，正虚主要以气虚、阳虚为主，结合脏腑以心肺气虚、脾肾阳虚多见，而邪实，则以水饮、瘀血为主要问题。治疗方面，益气温阳、活血利水是根本方法。益气，主要是补益心肺之气，而温阳就是温补脾肾之阳，活血应结合益气、理气、温阳、通络等方法，利水以健脾利水、温阳利水、活血利水为主。

在用药方面，主要以防己黄芪汤、葶苈大枣泻肺汤、真武汤、五苓散为主进行加减化裁治疗。防己黄芪汤和葶苈大枣泻肺汤益气利水之力较强，温阳之力不足，而温阳首推附子，因附子属辛热之品，可通行十二经，再配合桂枝、仙茅两味，可补一身之阳气，助肾阳温阳化气以利水；另外，血为气之帅，气为血之主，心肺之气虚，推动无力，血行不畅致瘀，故在治疗瘀血方面，孙久林选用水红花子、益母草两味，除活血化瘀外，还有利水之功。

5. 养阴活血法的运用

阴虚是指精血或津液亏少，机体失于滋养，同时由于阴不制阳，阳热之气偏于旺盛，而表现出虚热的证候。《素问·调经论》言"经言阳虚则外寒、阴虚则内热"，多因热病之后，或久病耗伤阴液，或情志过急，过服温燥之品等使阴液耗伤所致。在心脑病中，常见心阴虚、阴虚风动。

心阴虚：指阴液不足，心失所养，虚热扰心。临床表现为心悸、胸痛、胸闷、心烦、失眠多梦，兼见五心烦热、潮热盗汗、口燥咽干，舌红少苔、脉细数。

阴虚风动：指久病耗伤，或肝肾阴虚，肝阳偏亢，肝风挟痰，上扰清空，流窜经络，而见头晕、耳鸣、中风。

孙久林常将养阴活血法用于治疗心衰、胸痹心痛、心悸，或阴虚阳亢、上盛下虚所致的头晕、头痛、耳鸣、手足震颤、中风等症。临床用药上，孙久林常将滋阴药与补气药、补血药、补阳药、清热药同时配伍应用，以达气血双补、滋阴养血、阴阳同补、滋阴清热的作用，从而调节人体气血阴阳的平衡。此外，孙久林认为，滋阴药多滋腻，有碍消化，脾胃虚弱、湿浊中阻者不宜久服。

6. 行气活血法的运用

气滞是指机体脏腑、经络之气阻滞不畅，常因情志失调、饮食不节、或外伤所致。气为血之帅，气机郁滞，运血无力，血行迟缓，留而为瘀，故气滞于脏腑经络，可表现出瘀血的症状。气滞主要以郁、胀、痛为主要表现，其疼痛多走窜，部位不固定。如肝失条达，肝气郁滞，可出现精神抑郁、情绪不宁、郁郁寡欢之郁证；气滞心胸，可出现胸部胀痛，伴心悸、胁痛、喜叹息；气郁阳亢，上扰清空，可出现头胀痛、头晕、不寐等症。

孙久林常将行气与活血法合用，使气畅血行，诸病自除，治疗气滞血瘀所致的胸痹心痛、心悸、头痛、郁证、不寐等诸症。但因行气药多辛散偏温，易耗气伤阴，故气虚、阴虚者忌用，且中病即止，不宜久服。

三、辨治心脑病特色

（一）提倡中西联合诊疗

古人云"治病之难，难于识病也"。在几十年的临床工作中，孙久林提倡病证结合，中西联合诊疗，优势互补，依靠西医的仪器设备迅速诊断疾病，以及时地抢救危重病人。如在治疗心衰中，会根据病人总体情况及肺部啰音、水肿情况，合理使用利尿剂、强心及扩血管药物，如遇利尿剂抵抗者，可配合行心衰超滤治疗。在治疗胸痹心痛时，主张早期使用抗血小板聚集、调脂，以及扩冠等药物，必要时积极开展介入治疗，及早开通冠状动脉，挽救濒死的心肌细胞，避免延误时机，加重病情。在治疗心悸时，孙久林常结合动态心电图进行分析，对缓慢型心律失常者，必要时建议植入人工心脏起搏器；对快速型心律失常者，建议行射频消融术，或安装ICD（埋藏式复律除颤器）治疗，避免出现恶性心律失常。在治疗中风病时，提倡早期溶栓，以及开展绿色通道，积极行介入治疗，并合理使用脱水药，抗血小板聚集、调脂，以及改善脑细胞代谢等药物。在治疗中风、头痛病时，孙久林主张首先应对患者进行生化及头颅CT影像学检查，排除脑出血、颅内感染性疾病等器质性疾病所致的中风及头痛。在治疗痴呆时，建议配合西医影像学检查（头颅CT、头部MRI）、脑功能检查、电生理检查（脑电图EEG、躯体感觉诱发电位SEPS）、实验室检查（血糖、血脂、免疫学检查）、神经心理学检查，判断病人脑血管损伤的严重程度及脑功能情况。而在患者病情稳定期，重视运用中医基础理论进行辨证论治，根据疾病的发生、发展过程，制定个体化的中医诊疗方案，进行针对性治疗。对现代医疗手段不能确诊的患者，则采用中医特有的辨病辨证方法，发挥中医药特色优势。孙久林认为中西联合诊疗既可取长补短，优势互补，提高疗效，又可延缓疾病的进展。

（二）巧辨舌、脉

望舌是通过查看舌质、舌苔、舌态、润燥等方面的变化来辅助诊断疾病的一种中医特色诊法。切脉则是根据脉位、脉次、脉势、脉形等以外揣内来辅助诊断疾病的一种中医特色诊法。中医认为，舌为心之苗、脾之外候，苔由胃气所生，各脏腑通过经脉与舌相连。《灵枢·经脉》有记载："手少阴心经之别系舌本，舌乃心之苗；足太阴脾经连舌本，散舌下，舌为脾之外候；足少阴肾经挟舌本；足厥阴肝经络舌本。"脉为太阴，心主血脉，为肺气之所聚。心为君主之官，肺为相傅之官，心主血，肺主气，气血流通、百疾不生，通过诊脉可以候气血。因此，查看舌象、脉象是孙久林用中医气血理论辨治心脑病的重要组成部分。

孙久林认为，首先，舌看寒热，脉看虚实。舌质淡（白）属寒，舌质红属热，苔白属寒，苔白厚腻属寒湿、湿浊，苔黄腻属痰热。如舌淡胖苔白，提示脾肾阳虚；舌淡胖苔薄白边有齿痕，提示阳气虚衰，不能蒸腾水液，或脾胃湿盛；舌红苔黄，提示心火亢盛；舌红而胖，苔黄腻，提示脾胃湿热；舌红少苔，提示阴虚火旺；舌质紫，有瘀点瘀斑，提示瘀血内阻；舌苔裂纹，提示阴液亏虚；舌中部有裂纹（沟）、凹陷或隆起等，提示存在胃肠道问题，正气（胃气）已有不足，治疗时要注意应用健运脾胃的方法。

其次，孙久林常根据舌质、舌苔的变化推断病情的进退并判断患者的预后，如舌质淡红、舌体适中、苔薄白或薄黄，提示病情较轻，预后良好；舌体歪斜、短缩，舌质紫暗，苔黄燥或黄厚腻，提示病情重，预后不良；舌苔由厚变薄、由燥腻转润泽，舌色由深变浅，均提示预后较好；而绛紫舌、卷短舌、垢浊苔均为心脑血管病之危象；如舌苔由薄白或薄黄到厚腻、黄腻或灰、黑燥，提示病情发展达极点。若辨证治疗有效，舌苔多呈顺势变化，即由黑转黄，由黄转白，由厚变薄，到达舌苔薄白阶段，表示病情已进入平稳阶段，邪去正复。但孙久林指出，舌质、舌苔也常有不一致情况，提示病机复杂，可能存在寒热错杂，且寒热层次深浅不同，具体用药也应有轻重之分，因此临床上必须要分清标本缓急，同时还要舌症互参。例如，心脑病日久，阳气虚衰，脾失健运，水湿不化，痰湿内生，郁而化热，可表现为黄腻苔，此时应询问患者有无畏寒肢冷、大便溏稀、小便清长等阴寒症状，从而进一步抓住病机的本质，给予补阳药物进行加减，方能取得疗效。

脉象的形成与脏腑气血功能活动密切相关，尤其与心、肺、脾关系密切，故切脉有力与无力、大与小，可以判断虚实。孙久林指出，脉无力而小为虚证，多为气、血、阴、阳不足，不能鼓动脉管所致，多表现为沉、迟、结、代、细。阴盛则结，迟而无力为气虚，脉象迟、结、代者，一般多属虚寒，其中结脉常为气血凝滞，代脉常为元气虚衰、脏气衰微。脉有力而大为实证，多为火、热、痰、瘀所致，多表现为数、促、滑、弦等，老年人弦脉多见于动脉硬化。其次，孙久林还指出，心脑病单一脉象较少见，多为几种脉象混合出现，如浮数、浮而无力、沉细、沉弦、弦细等，必须四诊合参方能作出正确判断。再次，孙久林认为，辨识脉象时，还应结合症状，推断脉症从舍，例如，心脑急痛者，脉见沉细，当舍脉从症；心脑久病者，脉数而无力，为阴血亏少，阴不敛阳，虚阳外越所致，当舍症从脉；临证时须全面考虑，去伪存真，如久病体虚而脉象弦滑搏指者为逆，病情重笃而脉象散乱模糊者为病危之象。最后，孙久林还将切脉用于指导临床用药，例如脉有力而大，属实证，可以用活血化瘀、化痰利湿药物，若瘀而化热，可以适当佐以清热之品，慎用温补之品；脉无力而小，属虚证，可用益气、温阳、补血、滋阴药物，慎用寒凉、攻下之品，以伤正气。

由此可见，在心脑病的中医诊疗过程中，除考虑症状外，分析舌、脉变化也是不可缺少的重要内容，通过观察舌象、脉象的变化，可以判断疾病的性质、病势的深浅、津液的盈亏、脏腑的虚实，是判断病情、推断预后的重要手段，有助于辨别心脑病的病因病机，为心脑血管病的辨证论治提供临床依据，更好地指导临床实践。但舌诊、脉诊并不能作为心脑血管病诊治的决定性要素，若舌脉与症状相符合，则辨证容易；若舌脉与症状不符合，该如何取舍，临证时必须四诊合参方能做出判断，再立法处方，这对正确诊治疾病，提高疗效，具有十分重要的意义。

（三）重视调摄及情志致病

中医认为情志致病多因七情内伤，在心脑病发病因素中占有一定的比例。随着现代社会生活节奏的加快，临床上许多心脑病患者皆由情志因素诱发或加重，其中与心、肝、脾关系最为密切。如心为五脏六腑之大主，主调控情志，心伤则喜怒悲恐难以自控。《素问·灵兰秘典论》曰"心者，君主之官也，神明出焉"。或忧思伤脾，脾虚气结，运化失司，津液不能输布，聚而为痰，痰阻气机，气血运行不畅，心脉痹阻，发为胸痹心痛；或痰浊蒙窍，清空失养，发为眩晕、头痛、耳鸣；或痰蒙清窍，发为痴呆；或痰瘀日久化热，热扰心神，发为不寐、郁证；或郁怒伤肝，肝郁气滞，郁久化火，灼津成痰，气滞痰浊，痹阻心脉，而成胸痹心痛。因此要重视对这类患者治疗的同时辅以心理治疗，使其肝气条达，防止思虑过度，维持良好的心态，避免不良情绪刺激。正所谓"情志过极，非药可愈，须以情胜"。因此在药物治疗的同时，辅以情志治疗，可有效缓解病情。

另外，饮食要有规律，避免过食生冷寒凉及肥甘厚味之品，损伤脾胃，伤及正气。心衰、胸痹心痛、头晕者，亦应重视护脾胃，扶正气，减少复发，提高机体的免疫功能，促进脏腑功能的恢复，正所谓"正气存内，邪不可干"；外感头痛所致者，还应适寒温，慎起居，适劳逸，强体质，抵御外邪侵袭，保持头部清凉，防止过热阳亢；头晕者还应避免突然或剧烈的体位改变，对于预防眩晕的发生或加重很重要。

四、心脑病用药心得

（一）善用药对

孙久林认为，在中医理论指导下的辨证论治是中医治病的基本特点，强调辨证准确、用药精当，方获神效。中医治病讲究组方配伍，把两种性能类似的中药配合成对，使之产生协同的作用，常起到事半功倍的效果。经多年临床实践总结，孙久林在治疗心脑血管病的处方中，常选用一些对药配伍，以提高临床疗效。如乳香与没药配伍，一气一血，气血同治，协调为用，共奏活血祛瘀、消肿止痛、敛疮生肌之效，二药都能消肿止痛，故在治疗胸痹心痛中相须而行；川芎与当归配伍，川芎活血行气止痛，当归补血活血止痛，二者相配具有养血行气、祛瘀止痛的功效；天麻与钩藤相须配伍，可增强平抑肝阳、息风止痉之功效，用于治疗肝阳上亢、肝风内动所致的头痛、眩晕、麻木；蜈蚣与全蝎相须配伍，可增强破血行气、通络止痛的功效，用于治疗瘀血痹阻所致的心脑顽疾之症；石菖蒲与郁金相须配伍，增强芳香祛浊，开窍之力，用于治疗痰浊蒙窍所致头晕、头痛；生龙骨与生牡蛎相须配伍，可增强重镇潜阳、镇静安神之功效，用于治疗肝阳上亢所致少寐多梦。

（二）善用时方

时方是唐宋时期医家创造并使用的方剂，核心理论是以阴阳五行、藏象、经络、运气等学说为主要内容，辨证思维特点是根据患者的临床症状，判断其气血阴阳盛衰、脏腑虚实等，辨出其相应的病机，进而确定治法，拟定方药。孙久林认为时方是古代医家临证思维、实践用药经验的总结，涵盖了药物的性味归经、升降浮沉，并且对每一疾病都有较系统的病因病机的认识，重视药物之间的配伍应用，强调脏腑辨证论治，甚至有时还结合西医的药理来遣方用药。如时方中的补中益气汤、归脾汤、生脉散、血府逐瘀汤、桃红四物汤、川芎茶调散、天麻钩藤饮、龙胆泻肝汤、补阳还五汤、逍遥散、左归丸等目前都已广泛应用于临床，且效果颇佳。但孙久林又不受时方约束，将时方与经方并用，如治疗头痛时应用六经理论辨证使用引经药物，应用桂枝甘草龙骨牡蛎汤合麻黄附子细辛汤治疗心阳不振所致的心悸，应用瓜蒌薤白半夏汤合桃红四物汤加减治疗痰浊壅塞所致胸痹心痛等，灵活运用，彰显其效。

（三）自拟加减定律汤

痰火扰心证是临床上心悸的常见证型，此类患者主要表现为心悸而烦，心下痞满，烦躁失眠，面红目赤，口苦而黏，痰黄而稠，恶心欲吐，舌红，苔黄腻，脉滑数，多因五志化火或外感热邪、燔灼于里、炼液为痰、上扰心窍所致。针对此种类型的心悸，孙久林常应用自拟定律汤化裁治疗，此方为参照《备急千金要方》之黄连温胆汤加减，孙久林认为，于方中加黄柏可滋阴降火，苦参入心经，可降心火，甘松入脾经，理气醒脾，全方共奏清热化痰、安神定志之效。结合现代药理研究，甘松有效成分中的甘松挥发油对心肌细胞的多种离子通道具有抑制作用，且膜电位越低，对钠离子通道的阻滞越强，因此可用于抗心律失常，并有保护心脏、镇静等作用，孙久林常用此方治疗因心肌缺血而诱发的心律失常，常收获良效。

（四）善用诸参

人参、丹参、玄参等参类药物是治疗心脑病的常用中药。孙久林在多年临床实践中对参类药物的应用积累了丰富的临床经验，他认为，灵活、准确地应用参类药物，可以大大提高临床疗效。如人参，现代临床上认为其可大补元气，复脉固脱，补脾益肺，生津安神。在心衰、心悸的治疗中，人参可补益心气，安神定志，用于心气不足之证，孙久林常与黄芪配伍，以增加益气之力。玄参，清热凉血、滋阴降火、解毒散结，与麦冬相配，一清一滋，金水相生，常用于气阴两虚火旺证的心悸；还可与牡蛎联用，治疗阴虚火旺所致心悸心烦、失眠等。丹参，活血祛瘀，通经止痛，清心除烦，凉血消痈，用于治疗胸痹心痛、心悸、头痛、郁证。上述诸药在治疗心痛无效时，还可加入薏苡仁以缓急止痛，在治疗顽固性心绞痛时，诸药不效的情况下还可加入附子，取张仲景"薏苡附子散"之意。孙久林善用天王补心丹治疗因忧愁思虑太过、暗耗阴血所致的心悸怔忡，虚烦失眠，神疲健忘，方中玄参滋阴降火，人参补气以生血，能安神益智，丹参养血活血，合补血药使补而不滞，则心血易生，即为三参共用的典范。

（五）善用引经药

引经药源于药物的归经理论，是古代医家通过长期临床实践总结出的一种用药经验，指能导引诸药直达病所，从而增强疗效的药物。清代尤在泾说"药无引使，则不通病所"。孙久林临床治疗胸痹心痛、头痛时，在脏腑辨证准确基础上加入引经药，直达病所，可提高临床疗效。如柴胡、香附是肝经的引经药，在治疗气滞血瘀所致的胸痹心痛时选用柴胡、香附可引药入肝，使肝经气血调畅；桂枝、薤白是心经的引经药，在治疗心阳不振证所致的胸痹心痛时选用桂枝、薤白能引药入心经，振奋心阳。升麻、白芍、苍术是脾经的引经药，在治疗脾虚气陷所致眩晕、耳鸣时，可选用升麻；在治疗肝脾不和时，可选用白芍；在治疗湿邪困脾所致诸证时，可选用苍术。治疗头痛时，根据头痛的部位，结合经络循行路线，选用不同的引经药物，进行分经论治，可显著提高临床疗效。如朱丹溪所云："头痛须用川芎，如不愈各加引经药，太阳川芎，阳明白芷，少阳柴胡，太阴苍术，少阴细辛，厥阴吴茱萸。"孙久林的用药体会是太阳经头痛，选用川芎、葛根、羌活、独活；阳明经头痛，选用葛根、白芷、蔓荆子；少阳经头痛，选用川芎、柴胡、黄芩；厥阴经头痛，选用吴茱萸、藁本；少阴经头痛，选用细辛。治疗中风时，孙久林常选用桂枝、牛膝、桑枝引药循行，通行经络，增强疗效。但孙久林强调，临床选用引经药时亦应重视药材的炮制方法，不同的炮制方法，会改变药物的性能，引经药的引导作用也会发生改变，如盐炒入肾，蜜制入肺，醋制入肝，酒炒上行。例如：醋用柴胡，可引领诸药入肝胆经，解半表半里之邪；清半夏用白矾制，毒性及辛燥之性均减，长于清热化痰；法半夏用石灰制，长于燥湿化痰；姜半夏用姜制，毒性已减，性偏温燥，长于降逆止呕；醋用元胡，止痛效果更佳；黄芩、黄连清中上二焦热，酒炙后其性主升，可散清头目上焦热；水蛭擅活血，但性烈，醋制后可减少烈性，减轻毒性。

（六）善用虫药

虫类药物是动物药的一部分，因具有走窜通达、搜风化痰通络之性，可使络道疏通、气血调畅，顽疾方解。目前对虫类药物的使用，已受到许多医家的重视。对心脑顽疾者，孙久林考虑为痰瘀互结、久病入络所致，常规的活血化瘀药如红花、桃仁、川芎等收效往往不佳，治疗时应在辨证论治的基础上，病邪较深须配伍搜风通络之性较强的虫类药，如全蝎、蜈蚣、僵蚕、土鳖虫、地龙、水蛭等，以攻窜散结、祛瘀通络止痛，顽疾方解。如叶天士所言："久则邪正浑处其间，草木不能见效，当以虫蚁药疏通诸邪。"唐荣川指出："动物之功利，尤甚于植物，以其动物之本性能行，而又具有攻性。"张锡纯在《医学衷中参西录》中提到"蜈蚣走窜之力最速，内而脏腑，外而经络，凡气血凝聚之处，皆能平之"。例如：目前临床上部分支架置入术后、冠状动脉搭桥术后患者，或因重症不能行介入的患者，冠状动脉病变特点多表现为多支血管病变，常出现反复胸痛症状。孙久林根据多年临床经验，将这类病人辨证为气虚血瘀、久病入络所致，用药方面，将黄芪增加至60g，加红参10g以增强补元气之力，并加小剂量虫类药物，以增强活血通络之力，缓解心绞痛发作。又如头痛日久不愈或痛势较剧者，表现为头痛如锥刺，部位固定不移，孙久林亦考虑为痰瘀互结、久病入络所致，治疗时在辨证论治的基础上，因病邪较深，常配伍搜风通络较强的虫类药，以搜剔络中之邪。再如痴呆日久者，在滋阴补肾基础上加用虫类药物，一方面是利用虫类药物的攻窜散结之性，促使痰瘀的消散；另一方面是利用虫类药物的辛散之性，促使滋阴药的向上运行，同时亦可抑制滋阴药物的黏腻之性，从而协助滋阴药物发挥填精益髓的功效。但虫类药物性多辛香温燥，功猛性悍，且有毒，易耗散气阴，因此不宜久服，处方中常用1~2味，取小剂量，如蜈蚣2~3条，全蝎2~3g，必要时可交替使用，并配伍沙参、麦冬、生地黄等滋阴之品，以防温燥伤阴。

（七）善用风药

中医对具有祛散风邪功效的药物统称为"风药"，包括疏散外风和平息内风两类。风药的特点是温散、升阳、主动、祛湿。孙久林在辨证治疗头痛的基础上加用风药是遵循李中梓《医宗必读》"凡头痛皆以风药治之者……高巅之上，惟风可到"之理。选用风药，首先要辨别是外风所致，还是内风所致。外感头痛可佐用祛风药，如葛根、蔓荆子、薄荷、防风等以清利头目；气血不足所致的内伤头痛，常配伍祛风药，如黄芪配防风，体现"风药壮气"，可鼓舞气血，使正气旺盛，随风药之鼓荡，邪气外出，邪祛则正自安；因肾水不足、肝阳偏亢所致者，可加息风之品，如生龙骨、生牡蛎、代赭石等；中风者，加用风药，使风邪得解，气血经络流畅，正气自复，体现"六经中风轻者之通剂"。用量方面，孙久林主张宜少不宜多，如升麻、柴胡用量在3～6g，而平肝息风之品多为矿石贝壳类，应先煎、久煎。

（八）注重调补脾胃

中医认为"脾胃为后天之本，气血生化之源，全身各脏腑、四肢百骸、筋骨皮毛皆依赖脾胃所生气血以濡养"。《灵枢·营卫生会》篇说："人受气于谷，谷入于胃以传于肺，五脏六腑皆以受气。"说明人体脏腑正常的功能活动有赖于脾胃所供给的精微物质以营养，即所谓"五脏六腑皆禀气于胃"。《素问·平人气象论》曰："平人之气禀于胃，胃者平人之常气也，人无胃气曰逆，逆者死。"《景岳全书》中提到"土气为万物之源，胃气为养生之主。胃强则强，胃弱则弱，有胃则生，无胃则死，是以养生家当以养胃为先。"以上均说明人体胃气的重要性，胃气的盛衰，关系到人体生命活动存续及其生死存亡。《景岳全书·杂证汇参·脾胃》中说："五脏中皆由脾气，而脾胃中也皆有五脏之气……故善治脾胃者，能调五脏，即所以治脾胃也。能治脾胃，而使食进胃强，即所以安五脏也。"充分说明脾胃为后天之本，与其他脏腑关系密切，脾胃之病可连累五脏。如心主血，脾为后天之本，主运化，为气血生化之源，若脾的运化功能正常，则气血旺盛，心血充足，反之脾失健运，不能化生气血濡养心脏，则心血亏虚，可引发心脏疾病；此外心主神明，中医讲"胃不和则卧不安"，脾胃失和，则神明不安，夜卧难寐。肺主宣发，助心以行血，如脾气虚，不能助心行血及通调水道，则水液停滞，聚湿生痰，进而影响肺的宣发肃降，出现肺气不足的表现，中医称为土不生金。肝属木，主疏泄，脾属土，主运化，脾胃的升降运化依赖肝的疏泄正常，如肝气舒畅，则脾胃升降适度，运化健全；若肝失疏泄，则会影响脾胃升降运化，从而引起肝脾不和。肾为先天之本，脾为后天之本，肾的精气充足有赖于水谷精气的化生，而脾主运化之功，必须借助肾阳的温煦，才能发挥其作用，所以脾与肾是相互资生、相互依赖的，故有"非精血无以立形体之基，非水谷无以成形体之状"的说法。因此孙久林非常重视调补脾胃的重要性。若食则腹满，提示胃纳正常，乃脾失健运所致，当以运脾为主，辅以健胃；若饥不欲食，提示胃失和降，当以健胃为主，辅以运脾。

在遣方用药方面，孙久林结合气血理论，认为脾胃气虚者，当补脾益气，方选香砂四君子汤加减；脾阳虚者，当温中补虚，方选理中汤加减；胃阴不足者，当养阴和胃，方选益胃汤加减；湿滞脾胃者，当化痰除湿，方选平胃散或保和丸加减。对脾胃虚证，在补以甘药时，因甘温补气药常易壅滞气机，滋腻碍胃，故应以清补、调补为主，不可蛮补、呆补，以防脾胃升降气机失调，因此在甘味药中常配以理气之品，如陈皮、枳壳、木香以助运脾胃，使补而不滞。对胃阴虚证，补以滋阴药的同时也宜用甘平、甘凉濡润之品恢复胃气和降之性，忌用滋腻之品。

舌为心之苗，为脾之外候，舌苔为胃气所熏蒸，因此也要重视观察患者舌苔颜色、薄厚的变化，孙久林认为苔黄厚腻者，多因脾胃湿热所致，采用清热化湿的治法，方中可加黄连、胆南星、瓜蒌、半夏等；苔白厚腻者，多因阳气不足、脾胃有湿所致，采用芳香化湿的治法，方中可加藿香、佩兰、苍术、砂仁、白豆蔻，苔去病可解。

（九）重视现代中药药理学研究

中药药理学是以中医药基础理论为指导，运用现代科学方法，研究中药和机体之间相互作用及规律的学科。到目前为止，中医已构建了多种技术方法体系，应用到多种中药及中药方剂的研究之中。孙久林认为，重视现代中药药理学机制，既不违背中医理论指导下的辨证用药原则，又可充分发挥药物的针对性，从而提高临床疗效。如活血化瘀药中的丹参，其药理作用包括：改善血液流变性，抗血栓形成，改善微循环，改善血流动力学，抗心肌缺血，防治心肌肥厚，抗脑缺血，从而具有改善心脑缺血的作用。又如钩藤的有效成分是钩藤碱、异钩藤碱，现代药理研究表明，它们通过抑制血管运动中枢并阻滞交感神经和神经节，从而使外周血管扩张，降低血管阻力；并能抑制心脏功能，减少心排血量，降低血压；还有类似钙离子拮抗剂的作用，能扩张血管，降低外周血管阻力，从三个方面起到降压的疗效。另外，温里药中的附子，现代研究表明它具有抗心律失常和抗休克的作用，与附子本身具有回阳救逆的功效一致。酸枣仁的现代药理研究表明，它对中枢神经系统具有显著的镇静、催眠、抗惊厥作用，其有效成分中的枣仁皂甙的镇静催眠作用虽然不如安定明显，但效果却比安定更持久、更平稳，且副作用小，不会干扰记忆功能，这与酸枣仁本身具有的宁心安神功效一致。此外菊花、夏枯草、牛膝、杜仲、决明子经现代药理学研究表明，均具有降压作用；红曲、山楂、荷叶、绞股蓝、决明子、大黄、灵芝、何首乌、三七等经现代药理学研究表明，均具有降血脂的功效，故临床上常根据中医辨证，配伍使用这些具有降压、降脂作用的单药。

各论

第二章

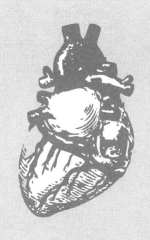

一、胸痹心痛

（一）定义及临床表现

胸痹心痛是指以胸痛憋闷、心悸气短为主症的一种心系疾病。轻者胸闷或胸部隐痛，发作短暂；重者心痛彻背，背痛彻心，喘息不得卧，痛引左肩或左臂内侧，常伴有心悸气短、呼吸不畅甚则喘促、面色苍白、冷汗淋漓等，多由劳累、饱餐、寒冷或情绪激动而诱发。

（二）病因病机

1. 寒邪侵袭

素体心气不足或心阳亏虚，胸阳不振，阴寒之邪乘虚而入，寒凝胸中，胸阳不展，血行不畅，心脉瘀阻。《素问·举痛论》："寒气入经而稽迟，泣而不行，客于脉外则血少，客于脉中则气不通，故卒然而痛。"《诸病源候论·心腹痛病诸候》曰："心腹痛者，由腑脏虚弱，风寒客于其间故也。"所以本病多由阳虚感寒而发作，特别是天气变化、骤遇寒凉而诱发胸痹心痛。

2.饮食不调

恣食肥甘厚味，或经常饱餐过度，日久损伤脾胃，运化失司，所食水谷不能化生气血，反酿湿生痰，上犯心胸，清阳不展，气机不畅，心脉痹阻，遂成本病；或痰浊留恋日久，郁而化火，火热又可炼液为痰，灼血为瘀，痰瘀交阻，痹阻心脉而成心痛。正如龚信《古今医鉴》所说"心脾痛者，亦有顽痰死血"。

3.七情内伤

忧思伤脾，脾虚气结，运化失司，津液不行输布，聚而为痰，痰阻气机，气血运行不畅，心脉痹阻，发为胸痹心痛。或郁怒伤肝，肝郁气滞，郁久化火，灼津成痰，气滞痰浊，痹阻心脉，而成胸痹心痛。清代沈金鳌在《杂病源流犀烛·心病源流》中认为七情除"喜之气能散外，余皆足令心气郁结而为痛也"。由于肝气通于心气，肝气滞则心气涩，故七情太过，是引发本病的常见原因。

4.脏腑及气血不足

多因劳倦内伤或年老体衰，脾胃虚弱，肝肾不足，气血运化不足，以致心脉失养，心脉失濡，发为心痛；或肾阳虚衰不能鼓动五脏之阳，引起心气不足或心阳不振，血脉失于阳之温煦、气之鼓动，则气血运行滞涩不畅，发为心痛；或肾阴亏虚，不能滋养五脏之阴，阴亏则火旺，灼津为痰，痰热上犯于心，心脉痹阻，发为心痛。

（三）辨证要点

1. 辨疼痛性质。胸痹心痛因寒热虚实及在气在血的不同，临床上的表现也各有特点，临证时再结合其他症状、脉象而做出准确判断。如属寒者，疼痛如绞，遇寒则发，或得冷加剧；属热者，胸闷、灼痛，得热痛甚；属虚者，痛势较缓，其痛绵绵或隐隐作痛，喜揉喜按；属实者，痛势较剧，其痛如刺、如绞；属气滞者，闷重而痛轻；属血瘀者，痛如针刺，痛有定处。

2. 辨疼痛程度。疼痛持续时间短暂，瞬间即逝者多轻，持续不止者多重，若持续数小时甚至数日不休者常为重病或危候。一般疼痛发作次数与病情轻重程度呈正比，即偶发者轻，频发者重。但亦有发作次数不多而病情较重的情况，必须结合临床表现，具体分析判断。若疼痛遇劳发作，休息或服药后能缓解者为顺证，服药后难以缓解者常为危候。

（四）辨证分型

根据胸痹心痛的发病特点，并结合古今医家经验，将胸痹心痛分为急性发作期和缓解期来分型论治。

【胸痹心痛发作期的证候特点及治疗】

胸痹心痛发作期患者的发病特征是胸痛症状进行性增加，新发作的休息或夜间性心绞痛、心绞痛持续时间延长、西医不稳定性心绞痛即属此类范畴。

1. 寒凝血瘀

症状：遇冷则疼痛发作，或胸痛，甚至手足不温，冷汗淋漓，心痛彻背，舌淡暗、苔白腻，脉紧。胸部是人体气机升降出入的关键部位，若心阳不振，复受寒邪盛于心胸，寒凝心脉，不通则痛，故见胸痛彻背。

治法：芳香温通。

方药：苏合香丸。

苏合香丸主要为寒邪、秽浊或气郁闭阻气机，蒙蔽清窍之证而设。方中苏合香辛温走窜，通窍开郁，辟秽豁痰；安息香开窍辟秽祛痰，通行气血；麝香开窍辟秽，通络散瘀；冰片通诸窍，散郁火，上四药芳香走窜，开窍启闭，辟秽化浊，共为君药。香附善理气解郁；木香行气止痛，善治中寒气滞，心腹疼痛；沉香降气温中，暖肾纳气；白檀香行气和胃，治心腹诸痛、霍乱等；熏陆香即乳香，调气活血定痛，治气血凝滞之心腹疼痛；丁香温中降逆，治心腹冷痛；荜茇温中散寒，下气止痛，以上诸香辛散温通，行气解郁，散寒止痛，活血化瘀，共助君药行芳香辟秽、开窍启闭之功，均为臣药。白术补气健脾，燥湿化浊；诃子温涩收敛，下气止痛；犀角凉血清心，泻火解毒；朱砂清心解毒，重镇安神。以上四药，一补一敛，一寒一重，可解诸香辛散温热、耗气蕴热之弊，俱为佐药。诸药合用，以芳香化浊，温通开窍，行气止痛。

2. 气滞血瘀

症状：疼痛剧烈，多与情绪因素有关，发作时心胸满闷，痛无定处，得嗳气、矢气可稍有缓解，舌暗或紫暗、苔白，脉弦细。患者多平素情志抑郁，气血瘀滞，不通则痛，故可见胸闷隐痛，气走无着，痛无定处。

治法：辛散温通，行气活血。

方药：速效救心丸或丹参滴丸，主要成分为川芎、冰片等，发作时予10~15粒舌下含服，还可以选用宽胸气雾剂等。

速效救心丸中配伍川芎，其味辛，性温，归肝、胆、心包经，可活血祛瘀、行气开郁、祛风止痛。现代研究显示，川芎水提液及其生物碱能扩张冠状动脉，增加血流量，改善心肌缺氧状况。

复方丹参滴丸中配伍丹参、三七，加强活血化瘀之力。

【胸痹心痛缓解期的证候特点及治疗】

在胸痹心痛缓解期的治疗上，将其分为气虚血瘀证，气阴两虚、心血瘀阻证，心阳亏虚证，痰浊壅塞证，气滞血瘀证五个证型来分型论治。在五个证型中，合并瘀血证的占到四个，孙久林认为瘀血是胸痹心痛重要的致病因素，《黄帝内经》虽无瘀血一词，但有恶血、留血、衃血等名称，在《素问·调经论》中有"气血不和，百病乃变化而生"，依据《黄帝内经》理论，在气血运行发生障碍时会导致疾病的产生。瘀血的治疗以活血化瘀为基本方法，孙久林经过多年临床经验，在治疗上总结出益气活血、养阴活血、理气活血，温阳活血等针对不同瘀血情况的治疗方法，并总结出相应的用药特点。

1. 气虚血瘀

症状：胸痛、胸闷，动则尤甚，休息时减轻，乏力气短，心悸汗出，舌质暗有瘀斑或瘀点，苔薄白，脉弦或有间歇。患者平素多思虑伤神，劳心过度，损伤心气，呈气虚无力行血而致血行瘀滞的病理变化。气为血之帅，血液的正常运行有赖于气的正常推动，若元气亏虚，无力行血，则血行缓慢，停留而瘀，不通则痛，故见胸闷胸痛；气不足，故见乏力气短；动则耗气，故见活动后加重，舌质暗有瘀斑或瘀点为血瘀之象，苔薄白，脉弦或有间歇为气虚血瘀之象。

治法：益气活血。

方药：保元汤合桃红四物汤加减。

方药组成：党参30g（气虚严重者），黄芪30g，桃仁10g，红花10g，川芎15g，赤芍15g，当归15g，生地黄15g，桂枝10g，甘草5g。

孙久林在治疗气虚血瘀证时，常以保元汤合桃红四物汤加减。保元汤方以红参、黄芪大补元气，扶助心气，因目前红参价格较贵，亦可以党参代红参，但在急症、重症情况下，仍需以红参入药；甘草炙用，甘温益气，通经利脉，行血气；原方用肉桂辛热补阳，温通血脉，孙久林治疗此证型则以桂枝易肉桂，取其通阳、行瘀之功，桃仁、红花、川芎活血化瘀，生地黄补血养阴，《神农本草经》谓其能"逐血痹"，当归补血养肝，活血止痛，孙久林以赤芍易白芍既可敛阴养肝，缓急止痛，又可加强活血化瘀之力。纵观全方，益气活血，行中有补，则行而不泄；补中有行，则补而不滞。

随着冠状动脉介入治疗的全面普及，目前临床上有许多支架置入术后、冠状动脉搭桥术后或重症不能行介入治疗者，西医药物治疗显得捉襟见肘，而中医在这类人群的治疗上极具优势，根据孙久林多年临床经验及观察，遇到以上情况属气虚血瘀型的患者，可将上方黄芪增加至60g，红参10g以加强补元气之力，并加三七6g，全蝎3g，蜈蚣3g以增强活血之力。

2.气阴两虚、心血瘀阻

症状：胸闷隐痛，时作时止，心悸气短，倦怠懒言，面色少华，头晕目眩，遇劳则甚，舌暗红少津，脉细弱或结代。患者多素体阴亏，或思虑劳心过度，耗伤营阴，以致心阴亏虚，心失所养，虚火内炽，耗伤心气，故见胸闷隐痛，气虚推动无力则血行不畅致瘀，故见心悸气短，倦怠懒言，不通则痛，故见胸痛，劳则耗气，故劳累后加重，舌暗红为瘀血之象，少津为阴虚之象，脉细弱或结代亦为气阴两虚之象。

治法：益气养阴，活血通脉。

方药：生脉散合桃红四物汤加减。

方药组成：太子参30g，麦冬15g，五味子10g，生地黄15g，黄芪30g，桃仁10g，当归10g，赤芍15g，川芎15g，红花10g，佛手10g，香橼10g。

治疗此类患者，孙久林常以生脉散合桃红四物汤加减。生脉散中太子参味甘、微苦、性平，补肺气，生津液，故为君药；麦冬甘寒养阴清热，润肺生津，故为臣药，将太子参与麦冬合用，则益气养阴之功益彰；五味子酸温，敛肺止汗，生津止渴，为佐药。三药合用，一补一润一敛，益气养阴效果更著。桃红四物汤活血养血，化瘀而不伤正，因方中益气理气之力较弱，遂于方中加黄芪以增强益气之力，加香橼、佛手以理气，此二味无理气药物香燥伤阴之弊，故孙久林在阴虚患者中，常用此二味。

3. 心阳亏虚

症状：胸闷胸痛，心悸，遇冷痛甚，神疲气短，面色苍白，畏寒肢冷，舌淡胖，苔白，脉沉细或沉迟。患者多素体阳气不足，也可由气虚发展而来，心阳亏虚，温养无力，故见胸闷胸痛，心悸，神疲气短；阳虚生内寒，寒凝心脉，且寒主痛，故见胸痛，并遇冷加剧；面色苍白，畏寒肢冷均为阳虚表现，舌淡胖，苔白为阳虚之象，脉沉细或沉迟亦主阳虚。

治法：益气温阳。

方药：人参汤。

方药组成：红参6g或党参30g，干姜10g，白术10g，炙甘草10g。

人参汤出自《金匮要略》，方中干姜温运中焦，以散寒邪为君；人参补气健脾，协助干姜以振奋脾阳为臣；佐以白术健脾燥湿，以促进脾阳健运；使以炙甘草调和诸药，而兼补脾和中。诸药合用，补阳气之虚，正气旺则阴寒自消。

孙久林认为，心脏五行属火，心主血脉，阴血的正常运行依赖心阳的温煦和推动。一旦心阳不振，推动气血运行无力，遂导致寒邪、痰瘀等邪气阻滞血脉，不通则痛。《素问·阴阳应象大论》云"形不足者，温之以气"，就是温阳法的理论基础，张仲景在《伤寒论》中对温阳法的应用尤为广泛。孙久林在临床上常选用人参汤（《伤寒论》中称理中汤），此汤益气温阳，但活血力量偏弱，孙久林在应用时常配伍加减，如活血化瘀药常选鸡血藤、川芎、姜黄等温性药物，也可联合五灵脂、蒲黄之失笑散，理气药常选用香附、元胡、乌药、香橼等，痰浊偏盛者则合用二陈汤。

4.痰浊壅塞

症状：胸脘痞闷，如窒而痛，痛有定处，或痛引肩背，气短，肢体沉重，形体肥胖痰多，纳呆恶心，舌暗苔浊腻，脉弦滑。患者多平素气虚阳虚，久病不愈。气虚推动无力，血行不畅，以致瘀血阻滞，阳虚不能运化水液，聚而成痰，痰为阴邪，其性黏滞，停于心胸，窒塞胸中之阳，心阳不振，故见胸痛，痰瘀皆为有形实邪，故痛有定处，肢体沉重为痰湿困脾之象，形体肥胖痰多为痰湿之象，舌暗苔浊腻，脉弦滑均为痰瘀互结之象。

治法：通阳泄浊，活血化瘀。

方药：瓜蒌薤白半夏汤合桃红四物汤加减。

方药组成：瓜蒌30g，薤白30g，半夏10g，桃仁10g，红花10g，川芎15g，赤芍15g，当归15g，生地黄15g，桂枝15g，苍术15g，生薏苡仁30g。

方中瓜蒌、薤白行气解郁，通阳散结，半夏祛痰宽胸，桃仁、红花活血化瘀，配以生地黄、当归滋阴补肝、养血活血，赤芍养血和营，以增补血之力，川芎活血行气、调畅气血，以助活血之功。全方配伍得当，使瘀血祛、痰饮除、新血生、气机畅，配以桂枝之辛温，既可温阳化饮，又可助活血药物活血化瘀，苍术健脾化湿，生薏苡仁利水渗湿。

针对此一证型，孙久林认为《金匮要略·胸痹心痛短气病脉证治》之"阳微阴弦"是对本病病机的高度概括。"阳微阴弦"是邪盛正虚的具体表象，蕴含上焦阳气不足、下焦阴寒过盛之意，即胸阳不振、痰浊瘀血乘其位致阳虚阴乘，血运不畅，胸痹而痛。

在遣方用药上，孙久林以瓜蒌薤白半夏汤加减化痰通阳，桃红四物汤养血活血。

5. 气滞血瘀

症状：胸闷胸痛，时痛时止，窜行左右，伴有胁胀，喜叹息，舌暗或紫暗、苔白、脉弦。患者多性情抑郁，气滞于心胸，胸阳不振，血脉不和，故胸闷胸痛，时痛时止，窜行左右，外加肝气郁结，木失条达，故疼痛多与情绪因素有关，伴有胁胀，喜叹息。

治法：行气活血。

方药：血府逐瘀汤加减。

方药组成：桃仁10g，红花10g，川芎12g，赤芍10g，当归15g，柴胡12g，牛膝10g，枳壳10g，地龙8g，元胡20g，川楝子15g，郁金15g。

血府逐瘀汤是清代医家王清任治疗瘀血证的名方，由桃红四物汤合四逆散加牛膝、桔梗组成。以桃仁、红花、川芎、赤芍、牛膝活血祛瘀而通血脉；柴胡、桔梗、枳壳、甘草调气疏肝；当归、生地黄补血调肝，活血而不耗血，理气而不伤阴。

孙久林在临床上除使用桃仁、红花等属活血化瘀之品外，常用水蛭、土鳖虫、乳香、没药、三棱、莪术等血肉有情之品以及破血之药物，此类药物效专力宏，针对久瘀之患者效果良好。但需注意的是，久瘀之人多兼有气虚，而破血之法亦需气之推动，故在临床上，孙久林常与黄芪、党参等补气之药合用，既可增强活血化瘀之力，又能祛邪而不伤正。

（五）临证经验

在辨证论治上，孙久林以八纲辨证为基础，强调气血、阴阳辨证，常强调以阴阳为本，气血为用，虽可见瘀血、气滞、痰浊、寒凝、热毒等实邪为病，但其病理基础仍是气虚、血虚、阴虚、阳虚所致，故在治疗上，孙久林强调应将祛邪与补虚并重，祛邪不可伤正，邪去则正安；在补虚上，孙久林认为临床上常常是气血阴阳之虚互见，故应气血并重，阴阳兼顾，更应重视脏腑功能的正常运转，还应注意补虚不可助邪。

1.益气活血法在治疗胸痹心痛中的应用

（1）气血的关系

气、血是构成人体和维持人体生命活动的基本物质，是人体生命活动的原动力。在属性和生理功能上，气属阳，主动，主煦之；血属阴，主静，主濡之。两者均来源于后天中焦脾胃运化的水谷精微和先天肾中之精气。《难经本义》中说："气中有血，血中有气，气与血不可须臾相离，乃阴阳互根，自然之理也。"《医学真传·气血》中说："人之一身，皆气血之所循行，气非血不和，血非气不运，故曰：气主煦之，血主濡之。"这就是我们常说的"气为血之帅""血为气之母"。气为血之帅是指气对血的作用，包括生血、行血、摄血三个方面。血为气之母，即是血对气的作用，具体表现为气在生成和运行中始终离不开血。所以说气与血的关系是一阴一阳，互相维系，气为血之帅，血为气之母。人如果血气不和，则会百病丛生。

（2）关于瘀血的一点思考

瘀血，在许多医书中又称作蓄血、恶血、败血等。瘀是指人体内某部位血液瘀滞的状态，而瘀血是指凝滞不流通的血，是由多种原因引起血行失度，导致机体某一局部的血液凝聚而形成的一种病理产物。瘀血的形成会引起人体出现各种病理变化，从而出现许多相应的症状和体征，称之为瘀血证。

在临床上瘀血既可以是病理产物，也可以是致病原因，先瘀后病者为病因，先病后瘀者为病理。

而在临床上，关于瘀血的成因，总结历代医家的论述，主要有以下两个方面：一是内伤原因所引起，比如气虚、气滞、血寒、血热等，导致气血运行及功能失调而成瘀血；二是由于外因导致，比如外伤或各种原因导致的内出血等从而形成瘀血。

关于胸痹心痛的病性，以虚实为纲，本虚标实、虚实夹杂是其特点，虚以气虚、阳虚、阴虚、血虚为主，其中以气虚、阳虚多见；实者多见气滞、寒凝、痰浊、血瘀，并且四者之间会产生相互影响，其中以血瘀、痰浊最为常见。

孙久林认为，胸痹心痛无论虚实，其关键问题就是心脉甚至心脏的失养，而其中瘀血的情况最为常见。中医的诊断是以症状诊断为主，在《中医内科学》里，对胸痹或胸痹心痛的定义是由于正气亏虚，饮食、情志、寒邪等失调所引起的以痰浊、血瘀、气滞、寒凝痹阻心脉，以膻中或左胸部发作性憋闷、疼痛为主要临床表现的一种病证。而临床上胸痹心痛的范围，应该是覆盖了包括冠心病，心绞痛在内许多以胸部不适，甚至疼痛为主要表现的疾病，其中冠心病是最为常见，也是最为凶险的。而因其他一些疾病所引起的以胸部疼痛、堵闷感等为主要表现时也可参照胸痹心痛治疗用药。

（3）益气活血的临床应用

在胸痹心痛的分型论治里，气虚血瘀型是目前临床上最为常见的证型。此类患者以胸痛、胸闷，动则尤甚，休息时减轻为主要表现，常乏力气短，心悸汗出，舌质暗有瘀斑或瘀点、苔薄白，脉弦细或弱。

在临床上，孙久林认为瘀血是胸痹心痛的重要致病因素，依据《黄帝内经》理论,气血运行发生障碍会导致疾病的产生,而气虚正是瘀血产生的重要原因,因"气为血之帅,血为气之母"。瘀血的治疗以益气行气、活血化瘀为基本方法,在历代医家中,王清任对于瘀血的论述颇具功力,孙久林对其《医林改错》及理论做了深入研究,在临床治疗胸痹心痛时,以血府逐瘀汤及补阳还五汤最为常用。

血府逐瘀汤是治疗瘀血内阻胸部、气机失畅以致胸痛胸闷的方剂。王清任认为胸腔中满腔存血,故名曰"血府",而胸腔之血在多种情况下可以造成"血瘀",针对胸中之瘀血情况,拟血府逐瘀汤治疗。历代注家多认为本方从桃红四物汤化裁而来,不仅可行血分之瘀滞,又可解气分之郁结,活血而不耗血,祛瘀又能生新,以上皆已是定论,不再赘述。而孙久林认为,血不得气不活,气不得血不行,川芎辛温,上达巅顶,下至血海,旁及四肢,为血分气药;枳壳苦、辛、酸,温,《药性论》谓其"主心腹结气,两胁胀虚,关膈拥塞",二者合用,可助其他药物理气活血,并有调理肝脾作用。牛膝苦、酸,平,补肝肾,强筋骨,逐瘀通经,引血下行,《本草备要》记载其"生用则散恶血,破癥结,治心腹诸痛",故牛膝既能降低上部充血,又能引药下行;桔梗苦、辛,平,可祛痰止咳,李杲认为此药"利胸膈,(治)咽喉气壅及痛,破滞气及积块",故历代医家认为桔梗可以载药上行,此二味并用,使气血升降,各得其所,寓理气于活血之中。诸药配伍,共成活血逐瘀、理气疏肝之剂。孙久林认为,川芎、枳壳、桔梗、牛膝四味加入此理血、活血之方中,才能使此方达到活血逐瘀、通调气血、化瘀止痛之效,正如《素问·至真要大论》中所谓"疏其血气,令其调达,而致和平"。

孙久林在治疗气虚血瘀证时,认为胸痹本虚标实,治宜益气活血。常用中药有黄芪、党参、丹参、元胡、乳香、没药、川芎、郁金、红景天、桃仁、红花、葛根等。党参、黄芪补益中气,是历代医家补气要药,党参善补中焦脾胃之气,黄芪善补肺气。丹参、元胡、乳香、没药是孙久林治疗难治性心绞痛的常用组合，此组合是取张锡纯活络效灵丹之意。丹参味苦，微寒，活血化瘀，通经止痛，且祛瘀不伤正，《本草汇言》中云"丹参，善治血分，祛瘀生新，调经顺脉之药也"。历代医家均有"一味丹参饮，功同四物汤"之说。元胡善走血分，化瘀利气，能行血中气滞、气中血滞。乳香味辛、苦，性温，活血行气止痛；没药味辛、苦，性平，可活血散瘀定痛，此二味常联用，张锡纯谓"二药并用为宣通脏腑流通经络之要药"，还说"凡脏腑中，有气血凝滞，二药皆能流通之"。四药合参，共奏活血养血、通络止痛之效。川芎行气活血止痛，能上行头目，下行血海；桃仁、红花、红景天均可活血化瘀；而葛根一味，历代本草记载其能"解肌退热，生津止渴"，现代药理研究又发现其含有大量类黄酮成分，具有扩张冠状动脉血管、增加冠状动脉血流量、降低心肌耗氧量、增加氧的供应的作用，祝谌予教授在治疗胸痹心痛时所用葛红汤即是以葛根为君药。

孙久林在补虚的用药上，重视平正轻灵，以及脾胃的运化。补虚药物的应用常易壅滞气机，滋腻碍胃，故应以清补、调补为主，不可蛮补、呆补，并且脾胃为后天之本，气血生化之源，而补虚之药全赖脾胃腐熟运化，故用药上不可伤及脾胃。祛邪方面，孙久林主张祛邪而不伤正气，比如在临床上应用活血药中破血之品，如三棱、莪术、蜈蚣等药物时，常与补虚药物如黄芪、生地黄等同用，以防伤气伤阴等。

2. 温阳法在治疗胸痹心痛中的应用

孙久林认为，心脏五行属火，心主血脉，阴血的正常运行依赖心阳的温煦和推动。一旦心阳不振，推动气血运行无力，遂导致寒邪、痰瘀等邪气阻滞血脉，不通则痛。《素问·阴阳应象大论》所云"形不足者，温之以气"，就是温阳法的理论基础，张仲景在《伤寒论》中对温阳法的应用尤为广泛。孙久林在临床上常选用通脉四逆汤合枳实薤白桂枝汤加减，方用：附子12g（先煎），干姜15g，炙甘草10g，桂枝10g，薤白6g，枳实10g，当归10g，赤芍10g，大枣10g。

3. 化痰活血方药在治疗胸痹心痛中的应用

痰浊、瘀血阻滞胸中气机可导致胸痹心痛，此类患者多表现为胸脘痞闷，如窒而痛，痛有定处，或痛引肩背，气短，肢体沉重，形体肥胖痰多，纳呆恶心，舌暗苔浊腻，脉弦滑。

在临床上，瘀血和痰浊既是病理产物，又是重要的致病因素。在胸痹心痛中，二者常一起阻滞脏腑、经络的气血运行，导致心脉痹阻，不通而痛，即《素问·痹论》篇所说"心痹者，脉不通"，因此痰浊和瘀血是胸痹心痛主要的中医病理基础。

关于瘀血，陈可冀院士认为瘀血的发生贯穿冠心病发病的全过程，而活血化瘀法是治疗冠心病的通则，但又不能忽视痰浊湿阻，往往要祛痰浊、利水湿与活血化瘀并重。

关于痰浊，陈可冀院士认为冠心病多并发高脂血症、痛风、糖尿病及肥胖等，多属中医学之湿浊偏盛型体质，通过临床观察发现，本类病人冠状动脉病变特点多表现为多支病变，接受冠状动脉介入术后亦容易出现再狭窄[2]。

针对痰浊和瘀血的致病特点，孙久林认为《金匮要略·胸痹心痛短气病脉证治》篇之"阳微阴弦"是对本病病机的高度概括。"阳微阴弦"是邪盛正虚的具体表象，蕴涵上焦阳气不足、下焦阴寒过盛之意，即胸阳不振、痰浊瘀血乘其位所致阳虚阴乘，血运不畅，胸痹而痛。

在治疗上，孙久林认为痰浊和瘀血多阻滞气机，故针对痰浊的治疗以瓜蒌薤白半夏汤加减以化痰通阳。瓜蒌味甘，性寒，可化痰散结；薤白味辛、苦，性温，可通阳散结，行气导滞，黄元御在《长沙药解》中说"薤白辛温通畅，善散壅滞，故痹者下达而变冲和，重者上达而化轻清"；半夏味辛，性温，可燥湿化痰，降逆止呕，消痞散结，如痰热之象明显，可用小陷胸汤以清热化痰。在瘀血的治疗上，孙久林常以桃红四物汤养血活血，多加桂枝辛温，既可温阳化饮，又可助活血药物活血化瘀。

还有一点值得注意，痰浊和瘀血的产生原因是本虚所致，因此在治疗痰浊和瘀血的同时要兼顾本虚的情况，联合益气、温阳、健脾等治疗方法。

（六）善用药对

1. 桃仁配红花

桃仁味苦、甘，性平，归心、肝、大肠经，可活血祛瘀，润肠通便，止咳平喘。苦能泄降导下以破瘀，善于化解脏腑瘀血，为妇科常用调经药物。红花味辛，性温，归心、肝经，可活血通经，散瘀止痛。主治经闭痛经，恶露不行，癥瘕痞块，胸痹心痛，瘀滞腹痛，胸胁刺痛，跌仆损伤，疮疡肿痛。二药配伍为用，可入心散血中之滞，入肝理血中之壅。临床上本药对与当归、川芎、赤芍等同用即血府逐瘀汤，用于治疗气滞血瘀型胸痹心痛，证见心胸疼痛，痛有定处，心痛彻背，背痛彻心，舌质紫暗，有瘀斑，脉涩；与当归、川芎、熟地黄、白芍同用组成桃红四物汤可养血活血，用于治疗气虚血瘀型胸痹心痛者。

2. 当归配川芎

当归味甘、辛，性温，归肝、心、脾经，可补血活血，调经止痛，润肠通便。临床上用于血虚萎黄，眩晕心悸，月经不调，经闭痛经，虚寒腹痛，风湿痹痛，跌仆损伤，痈疽疮疡，肠燥便秘。酒当归活血通经，用于经闭痛经，风湿痹痛，跌仆损伤，与补气药配用能养血；与破瘀药配用能活血；与祛风药配用能行血祛风；与滋阴药配用能润燥通便。川芎辛温芳香，性善走散，上行头目，下达血海，既活血又行气，有"血中气药"之称。二药相伍为当归川芎汤，出自《校注妇人良方》，川芎活血行气止痛，当归补血活血止痛，相配有养血行气、祛瘀止痛的功效。孙久林临床上常与乳香、没药、丹参同用，此方即活络效灵丹，可活血止痛，用于治疗瘀血痹阻型胸痹心痛胸痛较甚者。

3. 丹参配桂枝

丹参味苦，微寒，归心、肝经，可活血祛瘀，通经止痛，清心除烦，凉血消痈。临床上常用于胸痹心痛，脘腹胁痛，癥瘕积聚，热痹疼痛，心烦不眠，月经不调，痛经经闭，疮疡肿痛。桂枝，味辛、甘，性温，归心、肺、膀胱经，可发汗解肌，温通经脉，助阳化气，平冲降气。临床上用于风寒感冒，脘腹冷痛，血寒经闭，关节痹痛，痰饮，水肿，心悸，奔豚。二者配伍，桂枝温通心气，丹参活血养血，并用可通阳活血，常用于心阳不振、瘀血痹阻的胸痹心痛。孙久林认为，丹参配桂枝可与瓜蒌薤白白酒汤、瓜蒌薤白半夏汤和枳实薤白桂枝汤等合用以通阳泻浊，温通心阳，用于治疗痰浊闭阻型和寒凝心脉型胸痹心痛者；还可与附子、细辛合用以温阳活血，用于治疗胸痹心痛之寒证。

4. 乳香配没药

乳香和没药均为树脂。乳香味辛、苦，温，归心、肝、脾经，具有活血行气止痛、消肿生肌之功效。没药味辛、苦，平，归心、肝、脾经，具有活血止痛、消肿生肌之功效。两药合用可活血止痛，消肿生肌，为临床常用的活血散瘀、消肿止痛之品。《医方集解》云："乳香活血，能去风伸筋，没药能散瘀血，生新血。"其中，乳香辛苦性温，气香窜，偏入气分而善于调气，止痛力强；没药苦平，气薄偏入血分，而长于散瘀，破泄力大。二药合用，一气一血，气血同治，相使为用，相得益彰，共奏活血祛瘀、消肿止痛、敛疮生肌之效。二药皆能消肿止痛，故每相须而行。

（七）临床医案

医案1

孙某，女，79岁，2016年9月3日初诊。冠心病史20年，曾于北京安贞医院行支架治疗，术后坚持口服西药治疗，偶有心绞痛发作，自行含服硝酸甘油片或速效救心丸治疗后5分钟可以缓解。1周前劳累后再发心绞痛，伴有气短，乏力，动则汗出、心慌，每日发作3~4次，自行口服复方丹参滴丸、益心舒胶囊等，未见明显缓解，遂由家人送诊。查舌质暗，苔薄白，有剥脱，脉沉细无力，建议入院观察治疗，但患者坚决不同意入院，在复查心电图、心脏彩超及心肌酶、肌钙蛋白等项目情况下，未提示急性心肌梗死情况，嘱患者继服现有西药，如有胸痛持续20分钟以上情况立即来院。

处方：

红参5g　生黄芪30g　桃仁10g　红花10g　川芎6g　赤芍15g

红景天15g　生地黄15g　桂枝10g　甘草5g

7剂，水煎服，日1剂。

7日后复诊，患者诉服上方后胸闷痛明显好转，气短、心慌、汗出较前减轻，轻微口干，舌质暗，苔薄白，舌尖略红，无剥脱，脉沉细，于上方去红参，加太子参15g，天花粉15g，水蛭3g，继服7剂，再次复诊时未诉胸痛，仍有轻微气短，患者自觉好转，拒服汤药，改予补心气口服液善后。

【按】患者为老年女性，病程日久，气血不足，此次发病以劳累为诱因，劳则耗气，气为血之帅，血为气之母，气虚推动无力，血行不畅致瘀；心气不足，心脉失养，故见胸闷、气短、乏力；瘀血痹阻心脉，不通则痛，故见胸痛。初诊患者舌质暗，苔薄白，有剥脱，脉沉细无力，均属气虚血瘀之象，苔有剥脱，兼有伤阴之象，故将川芎减至6g以防其伤阴，当归活血养血，但性温，故改用性平之红景天，孙久林认为红景天益气活血养血之力不逊当归，且其补虚之力较当归更强，红景天归心经，补心血心气较当归效专力宏，此两味药物孙久林在临床上常共用或根据辨证交替使用。复诊时，患者诸症较前好转，但觉口干，并且舌尖略红，考虑为红参所致。红参是人参的熟制品，其补元气、补脾肺、生津安神的作用较生晒参明显加强，但其药性更温，故复诊时改为太子参。太子参味甘性平，且有养阴之力，并加天花粉，也可养阴活血。初诊方以益气活血为主，复诊患者仍有胸痛，遂于方中加水蛭3g以增强活血化瘀之力。水蛭，味咸微腥，性平，有小毒，入肝、膀胱经，《神农本草经》曰其"主逐恶血、瘀血、月闭，破血积聚，无子，利水道"。对于胸痹心痛日久之老年患者，孙久林常用虫类活血化瘀药物，正如清代吴鞠通所说"以食血之虫，飞者走络中气分，走者走络中血分，可谓无微不入，无坚不破"。并且，孙久林认为部分虫类活血化瘀药物其活血之力较植物药物更强，其作用舒缓并且更加持久，如水蛭、全蝎、地龙、穿山甲等。孙久林在临床应用此类药物时主张量小，常用3～6g，这样使用，既考虑到虫类药物之毒性，又常在方中配伍生地黄、天花粉等具有养阴作用之活血化瘀药物，既可防止虫类药物峻烈之性，因虫类药物性走窜，又可防养阴药物滋腻之性。

医案2

付某，男，68岁，就诊日期2016年9月19日，患者既往冠心病史十余年，因考虑其为变异性心绞痛及血管痉挛情况，未予支架治疗，口服常规冠心病二级预防药物地尔硫卓缓释胶囊90mg，每日2次，仍时有发作。患者诉每于情绪波动时发作，凌晨易发，并且秋冬季节明显，平素患者大便溏，怕凉，舌质暗，苔薄白，脉沉弦。既往曾查甲状腺功能五项正常，孙久林考虑此患者为心阳不振所致。并且，对于夜间自发性心绞痛患者，西医多考虑是冠状动脉痉挛所致，治疗上多以钙离子拮抗剂如地尔硫卓片等以缓解冠状动脉痉挛。对于此类患者，孙久林结合多年临床经验，认为昼为阳，夜属阴，此病多于凌晨发作，而凌晨1～3点为足厥阴肝经所主之时，辨证考虑为肝血亏虚，可在处方基础上加阿胶6g，当归20g，生地黄25g，白芍10g，乌梅6g以补养肝血。

处方：

红参6g　干姜10g　白术10g　炙甘草10g　当归15g　白芍10g

细辛3g　伸筋草15g　蒲黄10g　炙甘草10g

7剂，水煎服，日1剂。

二诊：患者诉发作次数较前减少，之后以此方为基础，加减进退，曾加用麻黄附子细辛汤等，虽不能使患者症状完全消失，但患者诉服中药后发作次数、程度均有减轻。

医案3

毕某，女，76岁，主因"阵发胸闷憋气8年，加重伴心前区疼痛2天"于2018年11月3日入院。患者为老年女性，既往有高血压3级极高危、高脂血症、脑供血不足、便秘病史。五十余年前曾行阑尾切除术，否认食物及药物过敏史。患者8年前开始出现阵发胸闷憋气，有时伴胸骨后压迫感，多于活动时出现，甚者喘促，曾于2012—2014年两次因胸闷憋气加重于阜外医院住院，行冠状动脉造影术，明确诊断为"冠心病心绞痛"，未行支架置入。出院后患者规律口服冠心病二级预防药物，自诉症状控制尚可，偶有胸闷憋气发作，多于活动时或生气时出现，休息或口服速效救心丸数分钟后症状可缓解。2天前患者生气后胸闷憋气频发，甚时伴心前区刺痛不适，无大汗出及肩背部放射痛，无濒死感，2日晚胸闷憋气持续不缓解，3日至院急诊，考虑为"不稳定性心绞痛"，予静滴丹红注射液后症状略减轻，现为求进一步诊治收入院。入院症见：阵发胸闷憋气，甚时伴心前区刺痛，休息及活动时均可出现，症状时轻时重，无大汗出及肩背部放射痛，无喘促不能平卧，无咳嗽咳痰，无咯血及呼吸困难，无头晕头痛，乏力气短，偶有恶心反酸，无呕吐，纳少，眠欠安，大便4～5日一次，质偏干，小便调。查体：BP136/80mmHg，双肺呼吸音粗，双肺未闻及明显干湿啰音。心前区无隆起畸形，律齐，心率70次/分，各瓣膜听诊区未闻及病理性杂音。腹平坦，无压痛、反跳痛及肌紧张，肝脾肋下未触及，墨菲征阴性，麦氏点无压痛，移动性浊音阴性，肝区及双肾区无叩击痛，双下肢不肿。舌质暗红，苔微黄腻，脉弦细。辅助检查（急查）：生化全项1（尿素氮7.38mmol/L，肌酐138.4μmol/L），BNP112.25pg/mL，心肌标志物（肌红蛋白118.7ng/mL），血常规+C反应蛋白、凝血七项未见明显异常。心电图：窦性心律，66次/分，Ⅴ2-6导联T波倒置，Ⅴ3-6导联ST段下移0.1～0.2mV。患者主要表现为阵发性胸闷憋气伴心前区刺痛，无胃脘部疼痛不适，不属中医"胃脘痛"诊断，属中医"胸痹心痛"诊断。《圣济总录·胸痹门》云"胸痹者，胸痹痛之类……胸膺两乳间刺痛，甚则引背胛，或彻背"。患者为老年女性，久病耗伤正气，脏腑气血日渐亏虚，心肺气虚、推动无力、血行不畅致瘀，瘀血痹阻心脉、心脉失养，故见胸闷憋气，伴胸痛不适；气虚则见气短乏力，舌暗、脉弦为血瘀之象，脉细为虚象，胸中之阳不振，痰湿阻滞，不通则痛，故见胸闷胸痛。中医证属气虚血瘀，痰瘀互结，病位在心，病性为本虚标实证。治以益气活血、宣痹通阳为法，患者纳少，食欲不佳，加用化湿健脾之品。

处方：

党参15g 生黄芪30g 川芎15g 当归12g 赤芍12g 桂枝10g

炙甘草5g 薤白10g 瓜蒌10g 炒苍术12g 生白术12g 陈皮12g

厚朴12g

3剂，水煎服，日1剂。

2018年11月7日二诊，诸症好转，继续予前方口服，至2018年11月8日好转出院。

（八）现代医学研究进展

在胸痹心痛的诊断方面，随着西医检查手段的不断进步和中医研究的不断开展，已经趋于成熟；在治疗方面，目前也有许多成果。

刘中勇教授认为，中气虚导致阳气不升是胸痹心痛的重要病机之一，以补中益气汤和升陷汤为基础方进行随症加减，可有效缓解患者的症状，明显改善其预后[1]。李荣对胸痹患者常规中医治疗的基础上采用益气活血的理论与方法进行联合治疗，发现观察组患者的治疗总有效率为95.0%，明显高于对照组的66.6%[2]。邓乃哲等采用益气化瘀祛痰的方法治疗胸痹心痛，总有效率为96.00%，明显高于口服保心宁胶囊组的有效率76.00%[3]。皮尚明和冯程在常规西医治疗的基础上，应用活血化瘀胸痹汤治疗急诊冠心病心绞痛取得了较好的临床效果，同时还能够明显减少硝酸甘油用量，且用药安全性较高[4]。郭素芬对住院治疗的胸痹心痛患者进行回顾性研究，发现活血化瘀方能改善胸痹心痛患者心电图T波和ST段及心功能状况[5]。

痰瘀互结型胸痹治疗原则以活血化瘀、化痰散结为主，王保和教授发现目前痰瘀互结型胸痹心痛患者日益增多，以瓜蒌薤白半夏汤合桃红四物汤或丹参饮加减，能有效改善患者临床症状[6]。王靖教授认为，胸痹心痛的病机主要为气虚痰瘀，治疗时应注重气血辨证，强调以补气养血为主，活血化瘀和化痰祛湿并重，标本并治，通补兼施，疗效确切[7]。

汤粉英认为，胸痹虚证虽有气、血、阴、阳之分，但以气阴两虚为主，实邪痰浊或瘀血内阻为病之标，但以瘀血为多见，临床运用自拟益气养阴化瘀方治疗胸痹取得较好的治疗效果[8]。此外，文献报道许心如教授及袁海波教授也曾应用益气养阴、活血化瘀的方法治疗胸痹心痛的经验[9-10]。

临床上对心血瘀阻型胸痹患者的治疗采用中医行气活血法，可有效提高患者治疗效果，改善其血液流变学指标[11]。同样，陈海伟和张晓静的研究表明，中医行气活血法治疗心血瘀阻型胸痹患者可取得显著的康复效果[12]。

参考文献

[1]胡憲，刘中勇. 益气升阳法治疗胸痹心痛病[J]. 中医药临床杂志，2019，10（4）：8-10.

[2]李荣. 胸痹的中医临床治疗中对于益气活血理念的应用效果分析[J]. 家庭医药（就医选药），2018，10（12）：8-10.

[3]邓乃哲，赵勇，常佩芬，等. 探讨益气化瘀祛痰法治疗胸痹心痛的疗效[J]. 中西医结合心血管病杂志，2017，5（7）：61.

[4]皮尚明，冯程. 活血化瘀胸痹汤治疗急诊冠心病心绞痛的临床效果观察[J]. 中外医学研究，2019（30）341-343.

[5]郭素芬. 浅析活血化瘀方治疗胸痹心痛病疗效观察[J]. 中医临床研究，2016，8（28）：103-104.

[6]孔香云，黄兴，王保和. 王保和教授治疗痰瘀互结型胸痹经验[J]. 亚太传统医药，2018，14（12）：119-120.

[7]陈旸，王靖. 王靖从气虚痰瘀论治胸痹心痛病经验[J]. 上海中医药杂

志，2018（5）58-60.

［8］杨德富. 汤粉英主任医师从益气养阴化瘀治疗冠心病（胸痹）的经验［J］.
成都医学院学报，2012，7（3Z）：307-308.

［9］王倩. 许心如益气养阴、活血通脉治疗胸痹一则［C］//中国中西医结合
学会. 第十一次全国中西医结合学会微循环学术会议. 烟台，2011.

［10］袁灿宇，袁晓宇，袁智宇. 袁海波益气养阴活血化瘀治疗胸痹心痛经
验［J］. 中国保健营养·临床医学学刊，2010（8）：55-56.

［11］胡萍，邢建东. 中医行气活血法治疗心血瘀阻型胸痹的疗效研究［J］.
中外女性健康研究，2018（2）：38-40.

［12］陈海伟，张晓静. 中医行气活血法治疗心血瘀阻型胸痹的效果探讨［J］.
心理医生，2016（9）：28-29.

二、心衰

（一）定义及临床表现

心衰是指因心病日久，阳气虚衰，运血无力，或气滞血瘀，心脉不畅，血瘀水停，以喘息心悸、不能平卧、咳吐痰涎、水肿少尿为主要表现的疾病。常因患心痹、肺心病、心瘅、胸痹（心痛）、高原胸痹或风眩等病，病程日久，或过度劳累，损伤心气，阳气虚衰，搏血或运血无力，气虚血瘀，心脉不畅等引起。或突发心悸，使本已虚弱之心气无力以应，而诱发或加剧心衰。或心阳不足，经气不利，血行不畅，水气内停，泛溢肌肤，凌心射肺，发为心悸、喘促、水肿等症，而为心衰。

西医学由于任何原因的初始心肌损伤（如心肌梗死、心肌病、血流动力学负荷过重、炎症等）引起心肌结构和功能变化，最后导致心室泵血和（或）充盈功能低下，即慢性收缩性心力衰竭，均可参照本病治疗。

（二）病因病机

心衰病位在心，涉及肾、脾、肺诸脏。多因先天禀赋不足，外感六淫、内伤情志、体劳过度、药物失宜、饮食不节以及妊娠、分娩等耗损气血津液，久患心悸、心痹、胸痹、真心痛、肺胀等疾病导致脏腑亏虚，功能失调，心失所养，而发生心力衰竭。心的主要功能是推动血液在全身运行以营养濡润周身，故《黄帝内经》云"心者，五脏六腑之大主也，精神之所舍也"。心气充足，才能保证血液的运行，气为血之帅，既能生血，又能行血、摄血；心为阳中之阳，心主血脉，血脉运行全赖心中阳气的推动，阳气亏虚，推动无力，血行不畅，则血脉瘀阻，气血不能输布周身，故见胸闷憋气、动则喘甚等症。肺为气之主，肾为气之根，心气虚每可累及肺、肾，肺肾气虚又可加重前者病情；心病日久，损伤心阳，心阳不足，心火不能下交于肾，水火失济，则出现水肿、惊悸等症；心气、心阳亏虚致血行不畅，肺气宣发肃降功能失常，则出现咳嗽、气促等症；心病不愈，可使脾阳不振，火不生土，脾失健运，则出现心悸、乏力、体倦等症；心行血，肝藏血，心阳亏虚则导致心行血的功能异常，肝藏血的功能也随之异常，血郁于肝，可瘀结胁下，发为积聚。

外感亦是心衰发作的重要诱因。人体感受外邪后，邪气壅肺，致肺失条达，可见咳嗽气喘；外邪搏于血脉，内犯于心，以致心脉痹阻，营血运行不畅，瘀血阻络，水湿不化而发为心衰，即《黄帝内经》所谓"脉痹不已，复感于邪，内舍于心"。临床上常见于心肌炎、风心病所致的心衰。而许多心脏疾病出现心衰时常为多脏合病，如肺心病、高心病、冠心病等。

水肿是心衰的主要症状，水肿的形成主要与肺、脾、肾三脏有关。所谓其标在肺，其本在肾，其制在脾。肺为水之上源，肾为主水之脏。结合心衰的特点，心脏的阳气虚衰是导致水饮停积的重要原因，日久累及于肾。肾主水，有温化水液的作用，此外，肾阳在水液代谢过程中起着极其重要的作用，久病之后，心病及肾、肾病及心，最终导致心肾俱病。水溢肌肤则水肿，小便不利；上凌心肺则心悸、喘咳。肾失温煦，水饮停积，与临床所见大多数心力衰竭患者有尿少、肢肿、心悸、喘咳、畏寒肢冷、舌苔白滑等症状是相符的。

（三）辨证要点

1. 辨虚实

心衰在急性发作期时，以水饮、痰、瘀血等邪实壅盛为主，可见水肿、咳嗽咳痰、胸闷胸痛等症状，故治疗上应以利水消肿、化痰平喘、活血化瘀为主，但要注意祛邪不伤正气；而在缓解期时，以气血阴阳不足为主，故治疗上应以补虚为主。

2. 辨水肿

水肿是心衰的主要表现，有时又是首要表现。心衰的基本病机是由于心脏气阳不足所致，但与肺、脾、肾、膀胱等脏腑关系十分密切，肺失宣降通调、脾失转输、肾失开合、膀胱气化失常均是重要原因。在发病机理上，肺、脾、肾三脏相互联系，相互影响，如肺脾之病水肿，久必及肾，导致肾虚而使水肿加重；肾阳虚衰，火不暖土，则脾阳也虚，土不制水，使水肿更甚；肾虚水泛，上逆犯肺，则肺气不降，失其宣降通调之功能，而加重水肿。因外邪、疮毒、湿热所致的水肿，病位多在肺脾；因内伤所致的水肿，病位多在脾肾。

（四）辨证分型

心衰的治疗，根据发病特点，通常分为慢性稳定期和急性加重期。

1. 慢性稳定期

（1）心肺气虚、血瘀饮停

症状：胸闷气喘，心悸，活动后诱发或加重，神疲乏力，咳嗽，咳白痰，面色苍白，或有紫绀。舌质淡或边有齿痕，或紫暗，有瘀点、瘀斑，脉沉细、虚数或涩、结代。心主血脉，肺主一身之气，心肺之气虚，推动无力，故见胸闷气喘，乏力；动则耗气，故活动后加重。血为气之母，气为血之帅，气虚推动无力，血行不畅致瘀，瘀血痹阻心脉，心脉失养，故见心悸。肺主通调水道，肺气亏虚，水湿不化，聚而成饮，上凌心肺，故见咳喘，咳白痰。舌质淡或边有齿痕为心肺气虚之象，舌紫暗，有瘀点、瘀斑为瘀血之象，脉沉细、虚数或涩、结代为心肺气虚、血瘀饮停之象。

治法：补益心肺，活血利水。

方药：防己黄芪汤合葶苈大枣泻肺汤加减。

方药组成：黄芪20g，太子参15g，茯苓10g，炮附子5g，桂枝10g，仙茅10g，葶苈子10g，泽泻10g，炒酸枣仁15g，枳壳10g，益母草10g，水红花子10g，防己10g。

方中黄芪、太子参补益心气，茯苓、泽泻、防己、水红花子、益母草利水活血，枳壳理气，葶苈子泻肺利水，桂枝、炮附子温阳利水，炒酸枣仁补益心血。如有便秘者，加大黄6～10g或火麻仁30g，枳实15g。

（2）气阴两虚、心血瘀阻

症状：胸闷气喘，心悸，动则加重，乏力自汗，两颧泛红，口燥咽干，五心烦热，失眠多梦，或有紫绀。舌红少苔，或紫暗，有瘀点、瘀斑，脉沉细、虚数或涩、结代。此证多肾阴不足，肾水不能上济于心，虚火上炎，损耗心气，故见胸闷气喘，心悸，五心烦热；气虚推动无力，血行不畅，瘀血痹阻心脉，故见胸闷；动则耗气，故活动后加重；阴虚化热，故见咽干口燥；心神失养，故见失眠多梦。舌红少苔为阴虚之象，舌紫暗，有瘀点、瘀斑为瘀血之象，脉沉细、虚数或涩、结代为气阴两虚、心血瘀阻之象。

治法：益气养阴，活血通脉。

方药：生脉散合血府逐瘀汤加减。

方药组成：太子参15g（红参10g），黄芪30g，麦冬15g，五味子12g，黄精15g，玉竹10g，桃仁10g，红花10g，柴胡15g，当归15g，赤芍15g，车前子15g，冬瓜皮20g。

如患者有腹胀、纳差、恶心、呕吐、大便不成形或腹泻等胃肠功能紊乱症状，加茯苓15g，白术15g，陈皮15g，便秘者加大黄6~10g或火麻仁30g，枳实15g。

生脉散方中太子参补肺气，生津液，故为君药。麦冬甘寒，养阴清热，润肺生津，故为臣药。太子参、麦冬合用，则益气养阴之功益彰。五味子酸温，敛肺止汗，生津止渴，为佐药。血府逐瘀汤方中桃仁破血行滞而润燥，红花活血祛瘀以止痛，共为君药。赤芍、川芎助君药活血祛瘀；牛膝活血通经，祛瘀止痛，引血下行，共为臣药。生地黄、当归养血益阴，清热活血；桔梗、枳壳，一升一降，宽胸行气；柴胡疏肝解郁，升达清阳，与桔梗、枳壳同用，尤善理气行滞，气行则血行，以上均为佐药。桔梗并能载药上行，兼有使药之用；甘草调和诸药，亦为使药。合而用之，使血活瘀化气行，则诸症可愈，为治胸中血瘀证之良方。

（3）心阳亏虚、心血瘀阻

症状：心悸气短，咳嗽，喘促，肢冷、畏寒，尿少浮肿，自汗，汗出湿冷，舌质暗淡或绛紫，苔白腻，脉沉细或涩、结代。此类患者多因久病耗伤，损伤心阳，心脉失养，故见心悸；心中阳气不足，故见胸闷气短；心阳不振，失于温煦，血行不畅，故见畏寒、肢冷、面色苍白；心阳不足，水湿不化，上凌心肺，故见咳嗽、喘促，下溢肌肤，故见尿少浮肿；心阳不足，心气必虚，气虚推动无力，血行不畅致瘀。舌质暗淡或绛紫为瘀血之象，苔白腻，脉沉细或涩、结代为心阳不足、鼓动无力之象。

治法：益气温阳，活血化瘀。

方药：参附汤合丹参饮加味。

方药组成：红参10g，制附子10g，桂枝9g，丹参30g，檀香6g，赤芍15g，益母草30g，炒葶苈子15g，砂仁10g，大腹皮15g，大枣12g，车前子15g。

方中红参味甘，性温，可以大补元气，附子为大辛大热之品，可以温壮元阳，且附子可温经止痛，二药相配，共奏益气温阳之功。丹参用量最重，为君以活血祛瘀。然血之运行，有赖气之推动，若气有一息不运，则血有一息不行，况血瘀气亦滞，故伍入檀香、砂仁以温中行气止痛，共为佐使。加桂枝以温心阳，加益母草、赤芍、车前子以活血利水，炒葶苈子泻肺利水平喘，大腹皮行胃肠滞气，大枣可补益心血，又可降制附子、桂枝之温燥。

如患者有腹胀、纳差、恶心、呕吐、大便不成形或腹泻等胃肠功能紊乱症状，加茯苓15g，白术15g，陈皮15g，便秘者加大黄6～10g或火麻仁30g，枳实15g。

（4）心脾阳虚、血瘀水停

症状：心悸，气短，下肢水肿明显，恶寒肢冷，乏力，腹胀，纳少，胁下痞块，唇绀，尿少，大便溏，舌淡胖或淡暗，有瘀斑，苔白滑，脉沉弱结代。此类患者多久病耗伤，心脾两脏阳气亏虚，心阳不振，故见心悸气短；脾阳不足，运化失司，水湿不化，故见下肢水肿，尿少。此类患者既可因心气不足发展至心阳不振，亦可因心阳不足，阳损及气，气虚推动无力，血行不畅致瘀，水湿流溢肠道、胁下，与瘀血互结，故见胁下痞块；脾虚不运，故见腹胀、纳少、大便溏。舌淡胖或淡暗，有瘀斑，为阳虚、血瘀、水停之象，苔白滑，脉沉弱结代均为心脾阳虚、血瘀水停之象。

治法：温阳健脾，活血利水。

方药：参附汤合四君子汤、五苓散等加减。

方药组成：人参6g，制附子10g，桂枝10g，茯苓15g，白术12g，丹参20g，赤芍15g，益母草30g，泽泻15g，猪苓15g，车前草15g，炒葶苈子15g，砂仁15g，大腹皮15g，大枣12g。

方中人参味甘，性温，可以大补元气，附子为大辛大热之品，可以温壮元阳，且附子可温经止痛，二药相配，共奏益气温阳之功。五苓散以泽泻为君，取其甘淡，直达肾与膀胱，利水渗湿；臣以茯苓、猪苓之淡渗，增强其利水渗湿之力；佐以白术、茯苓健脾以运化水湿。方中又佐以桂枝温阳化气以助利水，解表散邪以祛表邪。四君子汤以人参为君，甘温益气，健脾养胃；臣以苦温之白术，健脾燥湿，加强益气助运之力；佐以甘淡茯苓，健脾渗湿，苓术相配，则健脾祛湿之功益著；使以炙甘草，益气和中，调和诸药。四药配伍，共奏益气健脾之功。三方合用，共奏温阳健脾、活血利水之功。

如患者有腹胀、纳差、恶心、呕吐、大便不成形或腹泻等胃肠功能紊乱症状，加山药15g，陈皮15g，便秘者加大黄6～10g或火麻仁30g，枳实15g。

2. 急性加重期

（1）阳虚水泛

症状：喘促气急，痰涎上涌，咳嗽，吐粉红色泡沫样痰，口唇青紫，汗出肢冷，烦躁不安，舌质暗红，苔白腻，脉细促。此类患者平素多心肾阳虚，阳虚水湿不化，上犯凌心射肺，故见喘促气急，痰涎上涌，咳嗽，吐粉红色泡沫样痰，瘀血痹阻，可见口唇青紫；阳虚不固不温，故见汗出肢冷，烦躁不安。舌质暗红，苔白腻为阳虚水泛之象，脉细促亦是阳虚之象。

治法：温阳利水，泻肺平喘。

方药：真武汤合葶苈大枣泻肺汤加减。

方药组成：熟附子10g，白术15g，白芍12g，茯苓15g，猪苓12g，车前子15g，泽泻12g，葶苈子10g，炙甘草10g，地龙15g，桃仁10g，煅龙骨15g，煅牡蛎15g。

真武汤以附子为君药，辛甘性热，可温肾助阳，以化气行水，兼暖脾土，以温运水湿。茯苓利水渗湿，白术健脾燥湿，佐以生姜之温散，助附子温阳散寒，又合苓术宣散水湿。白芍一者利小便以行水气，二者柔肝缓急以止腹痛，三者敛阴舒筋以解筋肉瞤动，四者可防附子燥热伤阴，以利久服缓治。葶苈大枣泻肺汤方中葶苈子入肺泻气，开结利水，佐以大枣之甘温安中而缓和药力，使祛邪而不伤正；加车前子利水消肿，桃仁、地龙活血化瘀，煅龙骨、煅牡蛎重镇平喘。

如患者有腹胀、纳差、恶心、呕吐、大便不成形或腹泻等胃肠功能紊乱症状，加山药15g，陈皮15g，便秘者加火麻仁30g，枳实15g。

（2）阳虚喘脱

症状：面色晦暗，喘悸不休，烦躁不安，额汗如油，四肢厥冷，尿少肢肿，面色苍白，舌淡苔白，脉微细欲绝或疾数无力。此类患者多为久病耗伤，心肾之阳亏虚。肾为气之根，肾阳不足则气失摄纳，水湿不化故见面色晦暗，喘悸不休；阳气大亏，失于温煦摄纳，故见烦躁不安，额汗如油，四肢厥冷，尿少肢肿，面色苍白等。舌淡苔白为阳虚之象，脉微细欲绝或疾数无力亦为阳虚之象。

治法：益气温阳固脱。

方药：孙久林医师经验方。

方药组成：红参10g，制附子10g，煅龙骨、煅牡蛎各30g，五味子10g，葶苈子15g，芡实10g，茯苓15g，白术15g。

此方以参附汤为主化裁，加煅龙骨、煅牡蛎潜阳固涩，五味子纳气平喘，茯苓、白术健脾利水化饮，葶苈子泻肺平喘。全方可补益心气，温阳固脱。

（五）临证经验

1. 应用益气活血、温阳利水法治疗心衰

在心衰的治疗上，中医药有其独到的优势。我国著名中医专家，西苑医院郭士魁教授及其女儿——北京中医药大学东直门医院郭维琴教授在心血管疾病的中西医结合治疗上都有着独到的见解和经验。在治疗心衰的过程中，郭维琴教授认为气虚血瘀、阳虚水泛是心衰的主要病机，故治法应以益气活血、温阳利水为基础，郭教授所用基本方为党参15g，生黄芪20g，泽兰15g，车前子15~30g，猪苓15~30g，茯苓15~30g，葶苈子15g，丹参20g，红花10g。

北京中医医院许心如教授是中西医结合治疗心血管疾病领域的权威，她提出心力衰竭的主要病因病机是肺虚不能通调水道，脾虚不能运化水湿，肾虚则气化不利，以致水湿停聚，泛于肌肤而成水肿；水气凌肺，肺气上逆而为咳喘；水气凌心则心悸。其中水饮阻肺是心力衰竭最为首要的病理机制。许心如教授以葶苈大枣泻肺汤合防己黄芪汤为主方组成的心衰合剂益气扶正、泻肺利水来治疗心衰。

孙久林曾跟随郭维琴教授学习多年，其在临床上对应用益气活血、温阳利水法和泻肺利水法治疗心衰做了进一步总结和阐释，认为益气应以补益心肺之气为主，温阳应以温补脾肾之阳为主，而在活血利水方面，孙久林以"血不利则为水"为依据，将活血与利水两个治疗方法更加紧密地结合起来。《金匮要略·水气病脉证并治第十四》中提出"血不利则为水"的观点，此句原针对经闭水肿而言，孙久林根据心衰的特点指出此语正是对心衰因瘀血致水肿之机理的明确阐释，水邪与瘀血皆是阴邪，均是由于阳气不畅所致。若瘀血日久，必影响全身气机运行，当影响肝之疏泄及肺之通调水道功能时，即可因气机不畅致水邪泛滥，上凌心肺则见喘息

气促，阻滞中焦则见腹胀纳差，侵袭下焦则见下肢水肿。

2. 应用温阳法治疗心衰

近年来随着"火神派"的兴起，使温阳法和姜附之剂的应用逐渐为广大中医医师及患者所接受，在临床应用上，如使用得当，可立起沉疴；但稍有不慎，也可酿成重大事故。孙久林在温阳法的应用上有其独到的见解，现总结如下。

（1）分清外寒、内寒。在古代，人民物质生活基础较差，无论是食物、衣物、取暖方法均与现代有明显差距，而且占人口绝大多数的劳动人民食不果腹，衣不蔽体，每日还要为衣食奔波，大多数人是形气不足于内，复感寒邪于外，所以古代人们所受寒邪以外寒为主。而现代社会，人们衣食无忧，并且随着科技发展，人们在夏季对空调、冷饮的过分依赖，导致人们所受寒邪以内寒为主。外寒侵袭人体多侵犯头、四肢、经络等，治疗上取效多表现为寒邪随汗而解。而内寒多侵犯脏腑，在应用温阳法治疗时常会出现呕吐、腹泻、小便清长等症状，甚至出现一些瞑眩表现，因此临床上治疗内寒者，常选用附子、桂枝等辛热之品。

（2）寒邪伤阳气。寒性收引，寒性凝滞，可伤及气血，并且，风寒、寒湿、寒包火等情况在临床上常常合而为害，所以在用药上，常与其他药物合用以祛邪补虚，如附子配麻黄立温经发表之功，附子配桂枝可温经通络散寒，而附子配人参在治疗危急重症时可回阳固脱，在治疗慢性疾病时可益气温阳，附子配熟地黄可阴阳双补，常用方剂如四逆汤、真武汤、麻黄附子细辛汤等。

（3）温阳方药的应用。孙久林认为，四逆辈如四逆汤、通脉四逆汤、真武汤等温阳方剂以姜桂附诸药祛阴寒之邪为主，在心血管病应用方面，如为心源性休克、心力衰竭急性加重期、急性心肌梗死、急性冠状动脉综合征等急危重症，若辨证准确，可放胆应用，一旦病情好转，则中病即止。在缓解期，虽辨证属于阳虚、水饮、寒凝等情况，但患者多为久病耗伤，脏腑不但气血亏虚，且精气已损，阴阳不调，不可再以单纯姜桂附之剂治疗，以免伤阴化燥。

正如徐灵胎在其评《叶天士晚年真方医案》中说"万物无阳不生，无阴不成"，所以，在心衰缓解期，治疗时要注意养阴。清代冯楚瞻全真一气汤属滋养阴液、温煦阳气之良方，此方以熟地黄、麦冬相配，上滋肺金，下济肾水，使金水相生。陈士铎曾以人参、白术两药相配名子母两富汤，亦是取金水相生之意，人参大补元气，白术健脾。冯氏认为白术多则宣通，少则壅滞，脾气健运则能升清降浊，而附子在全真一气汤中，寓参附、术附之意，于养阴益气药中，使水能化气，气能化水，大有云腾致雨之妙，临床上可细心体会。

（六）善用药对

1. 黄芪配白术

黄芪味甘，微温，具有补气固表、托疮生肌、利水的功效；白术味苦、甘，温，归脾、胃经，可健脾益气，燥湿利水，止汗，安胎，用于脾虚食少，腹胀泄泻，痰饮眩悸，水肿，自汗，胎动不安。黄芪、白术加防己、甘草，即防己黄芪汤，可以益气祛风、健脾利水的方法，治疗表虚不固的风水病和水湿证，在这里黄芪、白术的作用是健脾祛湿，对于内里的水湿和外表的浮肿都有很好的治疗作用。补中益气汤也是在黄芪、白术的基础上增加了陈皮、升麻、柴胡、人参、甘草、当归而成中气固则心气强。升陷汤中也是以黄芪为君，大补胸中大气，即心肺之气。

2.桂枝配茯苓

桂枝味辛、甘，性温，归心、肺、膀胱经，可发汗解肌，温通经脉，助阳化气，平冲降气，用于风寒感冒，脘腹冷痛，血寒经闭，关节痹痛，痰饮，水肿，心悸，奔豚；茯苓味甘、淡，平，归心、肺、脾、肾经，可利水渗湿，健脾宁心，用于水肿尿少，痰饮眩悸，脾虚食少，便溏泄泻，心神不安，惊悸失眠。两药相配，可温阳利水，健脾渗湿。《伤寒论》中苓桂剂的代表方苓桂术甘汤即可温阳化饮，健脾利湿，刘渡舟老先生认为茯苓在方中一是甘淡利水以消阴，二是宁心安神而定悸，三是行肺之治节之令而通利三焦，四是补脾固堤以防水泛，故为方中主药，列于首位；桂枝的作用一是通阳以消阴，二是下气以降冲，三是补心以制水，亦为方中主要药物，列于第二位。有茯苓而无桂枝，则不能化气以行津液；有桂枝而无茯苓，则不能利水以伐阴。

3.附子配肉桂

附子味辛、甘，性大热，归心、肾、脾经，可回阳救逆，补火助阳，散寒止痛；肉桂味辛、甘，性大热，归肾、脾、心、肝经，有补火助阳，引火归元，散寒止痛，温通经脉的功效。两药相配，合甘草即为四逆汤，此方逐寒回阳力强，回阳救逆为其主要作用，适用于阴寒内盛、阳气衰微之四逆证，以及亡阳虚脱危证，是心衰急性期的常用方剂。

（七）临床医案

医案1

常某，男性，87岁，因"阵发喘憋2年，加重1天"于2017年3月12日入院。患者2年前开始出现活动后胸闷憋气，曾住院治疗，后至北京安贞医院就诊，考虑为"扩张型心肌病，心功能Ⅳ级（NYHA分级）"，经抗心衰治疗，诸症好转出院。但患者间断服药，胸闷憋气症状时轻时重，入院前4天症状再次加重，伴周身乏力，双下肢水肿明显，遂入我院治疗。查体：神清，精神差，慢性面容，发育正常，半卧位，唇稍紫绀，颈静脉稍充盈，双肺呼吸音稍粗，双下肺可闻及湿啰音。叩诊心界向左下扩大，心率102次/分，心尖区可闻及2/6级吹风样杂音，向左腋下传导。腹稍膨隆，腹软，肝右肋下3指，腹部叩诊移动性浊音（－），双下肢水肿。舌质淡暗，边有齿痕，苔薄白，脉沉细无力。BNP：612pg/mL，肌钙蛋白正常，心电图示：窦性心动过速，广泛心肌缺血。西医诊断：扩张型心肌病，心功能Ⅳ级（NYHA分级）。西医予利尿、扩张血管等治疗。中医辨证属心肺气虚，血瘀饮停。治以补益心肺，活血利水。

处方：

生黄芪20g　党参15g　茯苓10g　炮附子5g　桂枝10g

仙灵脾10g　葶苈子15g　泽泻10g　炒酸枣仁15g　枳壳10g

益母草10g　泽兰10g　防己10g

3剂，水煎服，早晚分服。

服药3剂后，患者胸闷憋气及水肿明显好转，但仍气短，腹胀，时自汗出，孙久林考虑为脾失健运，中焦运转不利，故见腹胀；心肺气虚，故见气短。肺气虚，卫外不固，遂于前方去泽兰，加生白术30g，防风10g，改枳壳为枳实10g，意在白术配枳实取枳术丸之行气健脾，化湿利水，泽泻配白术为泽泻白术汤，可以利水除饮，健脾制水。而白术、黄芪、防风三味为玉屏风散，可健脾补肺。孙久林在应用时白术用量常大于黄芪用量，他认为此方乃取培土生金之意，故白术用量应大于黄芪。后再服3剂，患者胸闷憋气、水肿等明显好转。

医案2

潘某，男性，78岁，因"反复发作胸闷2月余，加重1天"于2017年11月23日入院。患者半年前因胸闷憋气于外院行冠状动脉造影检查，提示冠心病三支病变，建议首选冠状动脉搭桥术，患者家属经协商后决定暂不行冠状动脉搭桥治疗，遂于前降支最重病变处行支架植入术。出院后患者间断服药，仍有胸闷憋气症状，入院前一天晚饭后突发胸闷憋气，不能平卧，遂送至急诊，考虑心功能不全急性发作期，予利尿、扩张冠状动脉、泵入硝普钠等治疗，诸症好转，为进一步诊治入院。入院时双下肢水肿明显，不思饮食，乏力，怕凉，纳差，腹胀，大便溏。查体：神清，精神差，体型偏瘦，半卧位，唇稍紫绀，颈静脉稍充盈，双肺呼吸音粗，双肺底偶可闻及湿啰音。叩诊心界不大，心率92次/分，各瓣膜听诊区未闻及病理性杂音。腹稍膨隆，腹软，肝右肋下3指，腹部叩诊移动性浊音（-），双下肢水肿。舌质淡暗，边有齿痕，苔白滑，脉沉弱。西医诊断：缺血性心肌病，心功能Ⅳ级（NYHA分级）。中医辨证属心脾阳虚、血瘀水停。治以温阳健脾、活血利水。

处方：

党参15g　制附子10g　桂枝10g　茯苓15g　白术12g

丹参20g　赤芍15g　益母草30g　泽泻15g　猪苓10g

车前草15g　炒葶苈子15g　砂仁15g　大腹皮15g　大枣12g

3剂，水煎服，早晚分服。

服药3剂后，患者胸闷憋气及水肿明显好转，但仍腹胀，纳食不香，孙久林考虑为脾虚运转不利，升降失常，于前方去大腹皮，加苍术12g，神曲10g，香附12g以健脾理气，此为取越鞠丸之意以理气解郁，宽中健脾。继服3剂，逐渐好转。

医案3

田某，男，82岁，主因"胸闷憋气2天"于2018年5月4日住院。既往有冠状动脉粥样硬化性心脏病心功能不全、心包积液、高血压病2级极高危、高脂血症、反流性食管炎等病史。患者入院前2天阵发胸闷憋气，静息时即可发作，活动时加重，阵发咳嗽，咳白黏痰，不易咳出，无喘息及喉中喘鸣，不欲饮食，无心慌及胸背痛。入院查体：T36.4℃，P60次/分，R20次/分，BP167/101mmHg，神志清，精神可，双肺呼吸音略低，听诊可闻及散在少许湿啰音，未闻及干鸣音，心率60次/分，律齐，各瓣膜听诊区未及明显杂音，腹软，无压痛、反跳痛，双下肢无水肿。舌淡暗，苔薄白，脉沉细。辅助检查：心电图：窦性心律，Ⅱ、Ⅴ4-Ⅴ6导联ST段压低约0.05mV，心率73次/分。心脏彩超：左室后壁运动略减低，左室壁运动明显不协调，左心功能略减低，左房增大（5.0cm×4.6cm×7.6cm），左室稍大（5.6cm），主动脉反流（轻度），二尖瓣反流（中度），三尖瓣反流（轻度），肺动脉高压（轻+度），主动脉窦部及升主动脉增宽（主动脉窦部内径约4.2cm，升主动脉约3.9cm），主肺动脉及其左右分支轻宽（主肺动脉内径2.9cm，左肺动脉内径1.8cm，右肺动脉内径2.2cm），心包积液（中量），EF50%。胸部CT：双侧胸腔积液，心包积液。血细胞分析+CRP：白细胞$5.86×10^9$/L，中性细胞比率60.40%，血红蛋白130.00g/L，血小板$85.00×10^9$/L，C反应蛋白34.99mg/L。BNP550.88pg/mL。心肌标志物：aTNI0.08ng/mL，CK-MB、Myo正常。4小时后复查心肌标志物：aTNI0.11ng/mL，CK-MB、Myo正常。

患者主要表现为胸闷憋气，查肌钙蛋白升高，中医诊断"真心痛"成立，不伴有张口抬肩、鼻翼煽动，不属中医"喘证"诊断。《灵枢·厥病》有"真心痛，手足青至节，心痛甚，旦发夕死，夕发旦死"。患者年老体虚，久病不愈，耗伤气血，心肺气虚，气虚血行不畅，瘀血内停，痹阻心脉，故见胸闷憋气。舌暗为瘀象，舌淡、脉沉细为气虚之象。结合舌脉，病位在心，病性以本虚标实为主，辨证属气虚血瘀。中医治以补益心肺、活血化瘀为主，辅以行气通便。

处方：

生黄芪20g　太子参15g　赤芍10g　桃仁10g　枳实10g　厚朴10g

酒大黄6g　焦神曲15g　炒莱菔子15g　炙甘草10g

3剂，水煎服，早晚分服。

西医给予利尿、强心等治疗。5月8日二诊，患者静息时无胸闷憋气，无胸背痛及心慌，咳嗽咳痰较前减轻，无喘息及喉中喘鸣，夜间可平卧，不欲饮食，睡眠一般，小便量多，大便正常。中医治以补益心肺、活血化瘀为主，辅以养阴、通便、健脾。

处方：

生黄芪20g　太子参15g　赤芍10g　桃仁10g　枳实10g　厚朴10g

麦冬15g　枳实10g　酒大黄6g　焦神曲15g　炒莱菔子15g

炙甘草10g

4剂，水煎服，日1剂。后症状好转，5月11日出院。

（八）现代医学研究进展

陈波等以补益强心片治疗CHF（Congestive Hearts Failure，充血性心力衰竭）90例，发现中医证候改善总有效率观察组为83.3%，对照组为86.7%，心功能改善总有效率为80%以上（$P<0.05$），说明补益强心片对CHF患者的气阴两虚血瘀水停证有确切疗效[1]。宁芳等用稳心颗粒（党参、黄精、三七、甘松、琥珀等）治疗老年慢性CHF合并心律失常患者67例，发现主要心功能指标改善明显[2]。霍永芳等采用多中心、双盲、双模拟设计对华心素颗粒治疗CHF的有效性和安全性进行评价，观察治疗前

后纽约心功能分级、西医症状计分、中医证候计分、生活质量计分及安全性指标的改变,结果发现治疗后两组指标有显著改善,两组间差异无统计学意义;安全性指标无显著性改变,说明华心素颗粒可有效、安全地治疗CHF,效果与地高辛相当[3]。心宝丸(洋金花、鹿茸、人参、附子、肉桂、田七、麝香等)是由广东省药物研究所翁明翰研究员研制的一种中药复方制剂,该药对病态窦房结综合征、CHF、心肌缺血和心律失常有很好的疗效,在广泛的临床实验研究中得到了医生和患者的肯定。对171例慢性心功能不全患者,口服心宝丸后心功能提高有效率为90.12%;50例检测心缩间期(STI)阳性者服药后结果为,STI之PEP/LVET比值变小;冠心病患者平均心率提高3.2次/min。研究结果表明心宝丸对治疗冠心病、CHF和缓解心绞痛有显著的疗效[4]。卢永屹等自拟强心方结合常规疗法治疗收缩性心力衰竭60例,总有效率90.00%,显效率51.67%;对照组总有效率68.33%,显效率28.33%,治疗组疗效优于对照组($P<0.05$)[5]。金玫观察心衰合剂(黄芪、桑白皮、车前子、葶苈子、汉防己、赤芍、水红花子)治疗70例CHF患者的临床疗效:心功能改善Ⅱ级者20例、Ⅰ级者24例,总有效率达62.86%;对呼吸困难、肺内啰音及肺水肿、水肿、尿少均有明显改善,肝大患者均有一定程度的缩小,平均尿量由(691.23±96.37)mL/d增加到(1209.89±162.40)mL/d($P<0.01$),利尿剂的停减率达77.14%,心悸、气短、自汗、尿少、水肿等气虚水泛之证候改善总有效率达70%;应用期间未发现明显不良反应[6]。陈守宏等用益心膏(黄芪、生晒参、附子、防己、白术等)治疗慢性心力衰竭,治疗组与对照组比较BNP、LVEF有显著性差异($P<0.05$),两组心功能分级有非常显著性差异($P<0.01$)[7]。结论:益心膏具有益气温阳、活血利水的作用。

魏美琴用益气养阴、活血化瘀之复心汤联合常规西药治疗,发现对冠心病舒张性心力衰竭的治疗优于常规西药治疗,可以更好地改善患者的心功能及左室舒张功能，更有效地控制心率，减少心肌耗氧[8]。杨维华等认为瘀血形成、心脏经髓不畅是高血压性心脏病进展到心衰的很重要的中间环节，采用丹芎通络汤加减，通过活血通络阻断这一中间环节，取得良好效果[9]。陈守宏等以瓜蒌半夏薤白加减方治疗舒张性心力衰竭89例，采用超声心动图观察，结果显示：治疗组治疗前后左心室舒张期快速充盈与左心房收缩期流经二尖瓣口的血流速度之比率（E/A）有非常显著差异，左心室射血分数（LVEF）、左心室舒张末内径（LVEDD）、左心室内径缩短率（SF）等指标有明显改善，临床症状有明显好转，而对照组各项指标治疗前后均无明显差异，说明中药化痰活血利水剂改善左心室舒张功能疗效确切[10]。

参考文献

［1］陈波，林红，闫晓坤．补益强心片治疗慢性心力衰竭的临床研究［J］．中国老年保健医学，2005，3（1）：43-45.

［2］宁芳，吴小和，魏群，等．稳心颗粒治疗老年慢性心力衰竭并心律失常的临床观察［J］．药品评价，2005，2（6）：463-464.

［3］霍永芳，张贞，郭仕达，等．华心素颗粒治疗充血性心力衰竭多中心双盲双模拟临床应用［J］．中国自然医学杂志，2005，7（4）：291-292.

［4］清音．心宝丸的药理作用和临床研究［J］．中国处方药，2004（10）．69-70.

［5］卢永屹，王胜林，董耀荣．强心方结合常规疗法治疗收缩性心力衰竭60例［J］．上海中医药杂志，2007，41（6）：28-29.

［6］金玫．心衰合剂对慢性心力衰竭的干预［J］．北京中医杂志，2003，9（3）：10.

［7］陈守宏，刘振，武海若．益心膏治疗慢性心力衰竭30例［J］．陕西中医，2009，30（6）：647-648.

［8］魏美琴. 复心汤治疗冠心病舒张性心力衰竭临床观察［J］. 中西医结合心脑血管病杂志，2007（12）：1170-1171.

［9］杨维华，周慎. 丹芎通络汤治疗高血压性心脏病并左室舒张功能不全的临床观察［J］. 中国中西医结合杂志，2002（11）：819-821.

［10］陈守宏，陈艳. 瓜蒌半夏薤白加减方对舒张性心力衰竭的影响［J］. 中医药临床杂志，2002，14（4）：153-154.

三、心悸

（一）定义及临床表现

心悸包括惊悸与怔忡，属心律失常范畴。病人自觉心中悸动，惊惕不安，不能自主，脉见叁伍不调、或快或慢的一种病症。其主要临床表现为发作性心慌不安，心跳剧烈，不能自主；心搏或快速或缓慢，或心跳过重，或忽跳忽止，呈阵发性或持续性不止，神情紧张，伴胸闷不适，易激动心烦，少寐多汗颤抖，乏力，头晕等。中年人发作频繁者，可伴心胸疼痛，甚至喘促，肢冷汗出，或见晕厥。发作常由情志刺激、惊恐、紧张、劳倦过度、饮酒饱食等因素引起。临床上常见脉数、疾、促、代、沉、迟等变化。现代医学认为心律失常是由各种原因引起的心脏激动起源异常、心脏频率或节律发生改变和/或心脏激动传导异常，主要表现为早搏、心动过速、心律不齐、传导功能异常引起的一系列的快速心律失常，中医以"心悸"命名。

（二）病因病机

1. 心虚胆怯

心主神志。《灵枢·邪客》篇云"心者，五脏六腑之大主也，精神之所舍也"。胆主决断。临床上，各种原因可导致心虚胆怯之人，一旦遇到惊恐之事，即心惊神怯，惊悸不已，时轻时重，之后稍遇惊恐，即发惊悸。如《严氏济生方》中所说："惊悸者，心虚胆怯之所致也。"

2. 气血亏虚

心主血，亦主阳气。心气推动血液运行周身，滋养脏腑经络，而心脏本身也依赖阳气维持自身生理功能。先天禀赋不足，病后失养，脾胃虚弱，气血生化乏源，均可导致气血不足，心阳不振，心脉失养，故可见惊悸。《丹溪心法·惊悸怔忡》中说："心血一虚，神气不守，此惊悸之所肇端也。"

3. 肝肾阴虚

肝主疏泄。肝藏血，肝阴亏虚，肝血耗伤，可致心血失养，发为心悸；肝肾同源，肝阴虚亦可导致肾阴不足，肾水亏虚亦可导致肝阴不足，皆可导致心悸。

4. 痰饮内停

饮食劳倦，嗜食膏粱厚味，煎炸炙烤，蕴热化火生痰，或伤脾滋生痰浊，痰火扰心而致心悸。劳倦太过伤脾，久坐久卧伤气，引起生化之源不足，而致心血虚少，心失所养，神不潜藏，而发为心悸。

5. 瘀血痹阻

心主血脉。心气不足，推动无力，不能鼓动心血运行；或寒邪侵袭，寒性凝聚，血行不畅亦可致瘀，均会导致血脉瘀阻，引起心悸。

（三）辨证要点

1. 辨惊悸与怔忡

大凡惊悸发病，多与情绪有关，可由骤遇惊恐、忧思恼怒、悲哀过极或过度紧张而诱发，多为阵发性，病来虽速，病情较轻，实证居多，病势轻浅，可自行缓解，不发时如常人。怔忡多由久病体虚、心脏受损所致，无精神因素亦可发生，常持续心悸，心中惕惕，不能自控，活动后加重，病情较重，每属实证，或虚中夹实，病来虽渐，不发时亦可见脏腑虚损症状。惊悸日久不愈，亦可形成怔忡。

2. 辨虚实

心悸证候特点多为虚实夹杂，虚者指脏腑气血阴阳亏虚，实者指痰饮、瘀血、火邪之类。辨证时要注意分清虚实的多寡，以决定治疗原则。

3. 辨脉象

观察脉象变化是心悸辨证重要的客观内容，常见的异常脉象有结脉、代脉、促脉、涩脉、迟脉，要仔细体会，掌握其临床意义。临床应结合病史、症状，推断脉症从舍。一般认为，阳盛则促，数为阳热，若脉虽数、促而沉细、微细，伴面浮肢肿，动则气短，形寒肢冷，舌淡者，为虚寒之象；阴盛则结，迟而无力为虚，脉象迟、结、代者，多属虚寒，其中结脉表示气血凝滞，代脉常为元气虚衰、脏气衰微。凡久病体虚而脉象弦滑搏指者为逆，病情重笃而脉象散乱模糊者则为病危之象。

4.辨病情

对心悸的临床辨证应结合引起心悸原发疾病的诊断，以提高辨证准确性，如功能性心律失常所引起的心悸，常表现为心率快速型心悸，多属心虚胆怯，心神动摇；冠心病心悸，多为气虚血瘀、痰瘀交阻而致；风心病引起的心悸，以心脉痹阻为主；病毒性心肌炎引起的心悸，多因邪毒外侵，内舍于心，常呈气阴两虚、瘀阻络脉证。

（四）辨证分型

1.心阳不振

症状：心悸气短，形寒肢冷，心胸憋闷，面色苍白，精神倦怠，或下肢浮肿，小便清长。舌淡胖，苔薄白，脉沉或结代。患者多因久病耗伤，损伤心阳，心脉失养，故见心悸；心中阳气不足，故见胸闷气短；心阳不振，失于温煦，血行不畅，故见形寒肢冷，面色苍白。舌淡胖，苔薄白，脉沉或结代均为心阳不足、鼓动无力之象。

治法：温补心阳，安神定悸。

方药：桂枝甘草龙骨牡蛎汤合麻黄附子细辛汤加减。

方药组成：桂枝10g，制附子6g，仙灵脾10g，仙茅10g，麻黄10g，煅龙骨15g，煅牡蛎15g，细辛3g，远志10g，甘草10g，酸枣仁15g。

方解：此方出自《伤寒论》，方中桂枝辛甘而温，既温振心阳，为温心通阳之要药，又温通血脉以畅血行，为君药。臣以甘草，一则补心气，合桂枝辛甘化阳，温补并行，是温补心阳的基本方；二则健脾气，滋中焦，使气血生化有源。龙骨、牡蛎重镇潜敛，安神定悸，令神志安宁而烦躁庶几可解，为佐药。四药合力，阳气得复，心神得安，血行得畅。加仙茅、仙灵脾温肾阳、补肾精以达到温心阳之力，合麻黄附子细辛汤以温阳散寒，加远志以安神定志，加酸枣仁既可养心血，又可防方中诸温阳药温燥之弊。

孙久林在临床上对于此类患者中属心动过缓者，又予红参5g咀嚼（补益心气），日3次。

2.气阴两虚

症状：心悸气短，五心烦热，盗汗口干，眩晕耳鸣，失眠多梦，面色少华。舌红、少苔，脉细促或细数。患者多因肾阴不足，肾水不能上济于心，虚火上炎，损耗心气，故见心悸气短，五心烦热；肾开窍于耳，肾阴不足，故见耳鸣；肾阴不足，清窍失养，故见眩晕；心神失养，故见失眠多梦。舌红、少苔为阴虚之象，脉细促或细数均为气阴两虚之象。

治法：益气养阴。

方药：天王补心丹加减。

方药组成：太子参30g，麦冬10g，五味子10g，生地黄30g，山萸肉10g，当归10g，丹参20g，酸枣仁15g，远志10g，桂枝10g，生龙骨30g，生牡蛎30g。

天王补心丹方中重用甘寒之生地黄，入心能养血，入肾能滋阴，故能滋阴养血，壮水以制虚火，为君药。酸枣仁养心安神，当归补血润燥，共助生地黄滋阴补血，并养心安神，俱为臣药。玄参滋阴降火，色黑，可补益肾水；茯苓、远志养心安神；太子参补气以生血，且太子参补而不燥，还可养阴；麦冬甘寒质润，养阴生津；五味子味酸，可敛心气，安心神；丹参清心活血，合补血药使补而不滞，则心血易生；龙骨、牡蛎重镇潜敛，安神定悸，以上共为佐药。孙久林于原方中加桂枝，一则防诸养阴药滋腻之弊，使其补而不滞；二则可引火归元。

在临床上，若见虚火较盛、口干口苦者，可加黄连清心泻火；若见阴虚火旺甚者，可加知母、黄柏滋阴降火。

3.痰火扰心

症状：心悸而烦，心下痞满，烦躁失眠，面红目赤，口苦而黏，痰黄而稠，恶心欲吐。舌红，苔黄腻，脉滑数。患者多因五志化火或外感热邪，燔灼于里，炼液为痰，上扰心窍所致。热势亢盛，故见面红目赤，心烦；邪热灼津成痰，故见痰黄而稠；痰火扰心，心神昏乱，故见心悸而烦；痰火内盛，故见舌红，苔黄腻，脉滑数。

治法：清热化痰，安神定志。

方药：自拟定律汤，参照《备急千金要方》之黄连温胆汤加减。

方药组成：黄连10g，黄柏10g，苦参10g，甘松10g，半夏10g，陈皮15g，茯苓15g，枳实10g，竹茹6g。

黄连温胆汤方中半夏辛温，燥湿化痰，和胃止呕，为君药。臣以竹茹，取其甘而微寒，清热化痰，除烦止呕。半夏与竹茹相伍，一温一凉，化痰和胃，止呕除烦之功备。陈皮辛苦温，理气行滞，燥湿化痰；枳实辛苦微寒，降气导滞，消痰除痞。陈皮与枳实相合，亦为一温一凉，而理气化痰之力增。佐以茯苓，健脾渗湿，以杜生痰之源；加生姜、大枣调和脾胃，且生姜兼制半夏毒性。以甘草为使，调和诸药。孙久林于方中加黄柏可滋阴降火，苦参入心，可降心火，甘松入脾，理气醒脾。结合现代药理研究，宽叶甘松香挥发油对离体兔心房不应期、损伤刺激引起的麻醉狗心房扑动，以及因乌头碱、乙酰胆碱引起的狗心房纤维颤动等有抗心律不齐作用，故孙久林常于抗心律失常方药中加入甘松。

4.心血瘀阻

症状：心悸心痛，定处刺痛，面晦唇青，肌肤甲错，爪甲发青。舌质紫暗有瘀斑或舌下脉络紫胀，脉结代。患者由于心阳不振或痹症发展，导致血脉瘀阻。心主血脉，瘀血痹阻心脉，心失所养，故见心悸；不通则痛，故见胸痛；瘀血痹阻经脉，故见面晦唇青、爪甲发青；肌肤失养，故见肌肤甲错。舌质紫暗有瘀斑或舌下脉络紫胀均为瘀血阻络之象，脉结代亦是瘀血阻滞之象。

治法：活血化瘀。

方药：桃红四物汤加减。

方药组成：桃仁10g，红花10g，当归10g，白芍15g，丹参15g，生地黄15g，甘松10g，远志10g。

桃红四物汤方中桃仁、红花、川芎活血化瘀，生地黄活血养阴，当归补血养肝，活血止痛，白芍敛阴养肝，缓急止痛，甘松理气止痛，开郁醒脾，远志养心安神。此方活血养血，以活血为主，行中有补，则行而不泄；补中有行，则补而不滞。诸药共奏活血化瘀、消肿止痛之功。瘀血证多合并气虚推动无力，而瘀血又阻碍气的运行，故可根据患者情况，于方中酌加黄芪以补气。

5.心脾两虚

症状：心悸气短，头晕目眩，失眠健忘，面色无华，倦怠乏力，纳呆食少。舌淡红，脉细弱。心主血脉，脾为气血生化之源，心脾两虚则气血生化不足，血虚不能养心，故见心悸气短；血虚不能上荣头面，故见头晕目眩，失眠健忘，面色无华；脾主四肢，脾虚失于健运，故见倦怠乏力，纳呆食少。舌淡红，脉细弱均为心脾两虚、气血不足之象。

治法：补血养心，益气安神。

方药：归脾汤加减。

方药组成：黄芪20g，人参10g，白术10g，炙甘草10g，熟地黄10g，当归10g，龙眼肉10g，茯神15g，远志10g，酸枣仁30g，木香6g。

方中以人参、黄芪、白术、甘草四味甘温之品补脾益气以生血，使气旺而血生；当归、龙眼肉甘温，补血养心；茯神、酸枣仁、远志宁心安神；木香辛香而散，理气醒脾，与大量益气健脾药配伍，既能复中焦运化之功，又能防大量益气补血药滋腻碍胃，使补而不滞，滋而不腻。

6.心虚胆怯

症状：心悸不宁，善惊易恐，坐卧不安，少寐多梦，易惊醒，食少纳呆，恶闻声响。舌淡红，苔薄白，脉细略数或细弦。心虚则神不宁，胆怯则善惊易恐，故见心悸不宁，善惊易恐，坐卧不安，少寐多梦，易惊醒；脾胃失于健运，故见食少纳呆；胆气虚则气乱易惊，故见恶闻声响。舌淡红，苔薄白为心虚胆怯之象，脉细略数或细弦亦是心虚胆怯之脉。

治法：镇惊定志，养心安神。

方药：安神定志丸加减。

方药组成：远志6g，菖蒲5g，茯神15g，茯苓15g，朱砂2g，龙齿25g，党参9g。

方中朱砂、龙齿重镇安神，远志、菖蒲入心开窍，除痰定惊，同为主药；茯神养心安神，茯苓、党参健脾益气，协助主药宁心除痰。朱砂一味，临床目前少用，可予柏子养心丸配合汤药服用，因柏子养心丸中含有朱砂。

（五）临证经验

1.从脾论治心悸

孙久林认为，心为君主之官，主血脉藏神，而脾为后天之本，气血生化之源，主运化。《素问·阴阳应象大论》云"心生血，血生脾"，

《灵枢·决气》云"中焦受气,取汁变化而赤,是谓血"。心血的生成有赖中焦脾胃的运化,心属火,脾属土,火生土,故心为脾母,脾为心子。心主血脉藏神,以脾胃所运化水谷精微为物质基础。从经脉联系上讲,手少阴心经与足太阴脾经相通,《灵枢·经脉》云"脾足太阴之脉……其支者,复从胃,别上膈、注心中"。倘若心气、心阳不足,火不暖土,则脾失健运,使得水谷精微化生减少,气血生成不足,此为"母病及子";而脾胃虚弱,气血生化乏源,则无以养心,致心脾两虚,这是从脾论治心悸的理论基础。

孙久林在心悸的辨证治疗上强调应先分清虚实,他认为心悸的证候特点为虚实夹杂,虚的一方面是强调脏腑气血阴阳亏虚,而实的一方面多为痰饮、瘀血、火热之邪等。在补虚方面,孙久林常以桂枝甘草龙骨牡蛎汤、麻黄附子细辛汤等温振心阳,以天王补心丹、生脉饮等补心阴,以归脾汤加减补益心气心血;在治疗实邪上,孙久林常以黄连温胆汤清热化痰、以血府逐瘀汤活血化瘀等。

2. 自拟加减定律汤治疗痰火扰心证心悸经验

痰火扰心证是临床上心悸的常见证型,患者主要表现为心悸而烦,心下痞满,烦躁失眠,面红目赤,口苦而黏,痰黄而稠,恶心欲吐。舌红,苔黄腻,脉滑数。

针对此种类型的心悸,孙久林常应用自拟定律汤化裁治疗,此方为参照《备急千金要方》之黄连温胆汤加减,主要功效是清热化痰、安神定志。

3. 诸参在治疗心悸中的应用

人参、丹参、玄参等参类药物是治疗心脏疾病的常用中药,孙久林在多年临床实践中积累了丰富的经验,认为灵活、准确地应用参类药物,可以大大提高临床疗效。

人参是五加科植物，味甘、微苦，性平。归脾、肺、心经。《神农本草经》记载："主补五脏，安精神，止惊悸，除邪气，明目开心益智。"现代临床上认为其可大补元气，复脉固脱，补脾益肺，生津，安神，用于体虚欲脱，肢冷脉微，脾虚食少，肺虚喘咳，津伤口渴，内热消渴，久病虚羸，惊悸失眠，阳痿宫冷，心力衰竭，心原性休克。在心悸的治疗中，人参可补益心气，安神定志。孙久林认为，各种类型的心律失常，只要见到心气不足之证，均可应用人参，尤其是一些久病耗伤、年老体虚之人，党参虽有健脾补气之效，但其补气之力究竟与人参不可同日而语。

玄参味甘、苦、咸，性微寒。归脾、胃、肾经。可清热凉血、滋阴降火、解毒散结。用于温热病热入营血，身热，烦渴，舌绛，发斑，骨蒸劳嗽，虚烦不寐，津伤便秘，目涩昏花，咽喉肿痛，瘰疬痰核，痈疽疮毒。在临床上，孙久林常与麦冬相配。玄参咸寒，滋阴降火，麦冬甘寒，清心润肺，养胃生津，止渴除烦。玄参入肾偏清热，麦冬入心肺，偏滋阴液。两药相合，一清一滋，金水相生，常应用于气阴两虚火旺证的心悸。还可与牡蛎联用，玄参清热凉血，滋阴降火，能退无根浮游之火，而牡蛎敛阴潜阳，《本草经疏》中认为"牡蛎味咸平，气微寒，无毒……惊恚怒气、留热在关节，去来不定、烦满、气结心痛、心胁下痞热等证，皆肝胆二经为病……二经邪郁不散，则心胁下痞；热邪热甚，则惊恚怒气，烦满气结心痛。此药味咸气寒，入二经而除寒热邪气，则营卫通，拘缓和，而诸证无不瘳矣"。两药相伍，滋阴泻火，敛阴潜阳，用于治疗阴虚火旺所致心悸心烦、失眠等。

丹参味苦，性微寒。归心、肝经。可活血祛瘀，通经止痛，清心除烦，凉血消痈。用于胸痹心痛，脘腹胁痛，癥瘕积聚，热痹疼痛，心烦不眠，月经不调，痛经经闭，疮疡肿痛。《妇人明理论》曾言："一味丹参散，功同四物汤。"现代药理研究表明丹参能扩张冠状动脉，改善心肌供氧，保护心肌，改善血液微循环。

孙久林在临床上常使用丹参饮和活络效灵丹2个以丹参为主的方药。丹参饮是祛瘀、行气、止痛良方，出自陈修园的《时方歌括》，方中丹参用量为檀香、砂仁的五倍，重用为君以活血祛瘀；然血之运行，有赖气之推动，檀香、砂仁温中行气止痛，三药合用，气行血畅，诸疼痛自除。

活络效灵丹出自张锡纯的《医学衷中参西录》，由当归、丹参、乳香、没药四味药物组成，原书用于各种瘀血阻滞之痛症，尤适合跌打损伤，伤处疼痛，伤筋动骨，麻木酸胀，内伤血瘀，心腹疼痛，肢臂疼痛等症。孙久林在加减中强调，在治疗心痛不效时，可加入薏苡仁以缓急止痛；在治疗顽固性心绞痛时，诸药不效的情况下还可加入附子，取张仲景薏苡附子散之意。

孙久林常用的还有一个方子——天王补心丹，用于治疗忧愁思虑太过，暗耗阴血，可见心悸怔忡，虚烦失眠，神疲健忘，方中玄参滋阴降火，人参补气生血，并能安神益智，丹参养血活血，合补血药用，使补而不滞，则心血易生，为三参共用的典范。

（六）善用药对

1. 菖蒲配远志

菖蒲味苦、辛，性温，可化痰开窍，健脾利湿。用于癫痫，惊悸健忘，神志不清，湿滞痞胀，泄泻痢疾，风湿疼痛，痈肿疥疮。远志味苦、辛，性温，归心、肾、肺经，可安神益智，解郁。用于惊悸，健忘，梦遗，失眠，咳嗽多痰，痈疽疮肿，失眠健忘，恍惚不安。两药合用，可化痰开窍，宁心安神，临床上常与温胆汤合用，并加龙骨、牡蛎、酸枣仁等。

2. 茯神配麦冬

茯神甘淡，性平，入心、脾经，可宁心，安神，利水，临床上用于治疗心虚惊悸，健忘，失眠，惊痫，小便不利。麦冬甘、微苦，微寒，归心、肺、胃经，可养阴生津，润肺止咳，临床上常用于肺胃阴虚之津少口渴、干咳咯血，心阴不足之心悸易惊及热病后期热伤津液等证。两药相配，可治心阴不足，心失所养，阴不敛阳之心悸心烦，失眠多梦，口干等。

3. 酸枣仁配柏子仁

酸枣仁味甘，性平，入心、脾、肝、胆经，可养肝，宁心，安神，敛汗，临床上用于治疗虚烦不眠，惊悸怔忡，烦渴，虚汗。《名医别录》记载其"主烦心不得眠。王好古认为本品治胆虚不眠，寒也，炒服；治胆实多睡，热也，生用"。柏子仁味甘，性平，归心、肾、大肠经，可养心安神，润肠通便，止汗，临床上用于治疗阴血不足，虚烦失眠，心悸怔忡，肠燥便秘，阴虚盗汗等。两药相配，可治疗心血不足、心神失养之心悸气短，乏力汗出，夜眠多梦等症。

4. 黄芪配当归

黄芪味甘，性温，归肺、脾经，可补气固表，利尿托毒，排脓，敛疮生肌。《本经逢原》记载："黄芪甘温，气薄味厚，升少降多，阴中阳也。能补五脏诸虚……治脉弦自汗，泻阴火，去肺热，无汗则发，有汗则止。入肺而固表虚自汗，入脾而托已溃痈疡。"当归味甘、辛，性温，归肝、心、脾经，可补血活血，调经止痛，润肠通便。临床上用于治疗血虚萎黄，眩晕心悸，月经不调，经闭痛经，虚寒腹痛。《本经逢原》谓："当归气味俱厚，可升可降，入手少阴、足太阴厥阴血分，凡血受病，及诸病夜甚必须用之。"两药相配，为名方当归补血汤，且黄芪用量是当归的五倍。李东垣曾谓"有形之血不能速生，无形之气所当急固，有形之血生于无形之气"，故补气生血，用黄芪大补肺脾之气，以滋生化之源，当归养血和营，两药合用，益气补血，可用于心悸气血两虚证，见心悸气短、乏力神疲等症状者。

（七）临床医案

医案1

张某，女，63岁，主因"心慌十余天"于2017年6月5日经门诊以"心房颤动"收入院。患者为老年女性，急性起病，既往有甲状腺功能亢进症病史两年余，不规律服用甲巯咪唑，后自行停服1年。血糖偏高，未诊断糖尿病。脑供血不足、高脂血症、反流性食管炎病史多年。2000年因直肠癌行部分切除术（具体不详）。患者十余天前出现心慌，呈突突跳感，无前胸疼痛，伴胸闷憋气、汗出、乏力，无黑矇、意识丧失，症状时轻时重，双下肢无水肿，曾服药治疗（具体不详），未见明显缓解，遂就诊。心电图示：心房颤动，心室率184次/分，为行进一步诊治收入院。刻下症见：心慌，伴胸闷憋气、乏力，无汗出，无黑矇、意识丧失，纳眠可，二便调。双下肢无水肿。入院查体：T36.2℃，P108次/分，R22次/分，BP129/69mmHg，神志清，精神弱，双肺未及干湿啰音，心率124次/分，律不齐，第一心音强弱不等，各瓣膜听诊区未及杂音，腹软，无压痛、反跳痛，双下肢不肿。舌暗红，苔薄白，脉结代。入院后查心电图示：心房颤动，心室率160次/分。电解质：血清钾3.69mmol/L，血清钠138.8mmol/L。血气分析：PH7.414，二氧化碳36.8mmHg，氧分压110.0mmHg，碳酸氢根23.7mmol/L，剩余碱-1.0mmol/L，氧饱和度97.6%。

急查N末端脑钠素原1650.0pg/mL。生化：尿素3.43mmol/L，肌酐43.8umol/L，血糖18.53mmol/L，谷丙转氨酶17.0U/L，谷草转氨酶23.0U/L，碱性磷酸酶231.0U/L，白蛋白38.0g/L。

患者以心慌为主要表现，中医诊断"心悸"成立，无胸痛持续不缓解，可与"真心痛"相鉴别。《丹溪心法·惊悸怔忡》认为"怔忡者血虚，怔忡无时，血少者多……时作时止者，痰因火动"。患者为中老年女性，久病耗伤，心血亏虚。"气为血之帅"，血虚则气亦虚，气虚血行不畅，久而留瘀，瘀血痹阻，心神失养则发为心悸。舌暗，脉结代为心血瘀阻之象，苔薄白，舌红为气阴两虚之象，综观症舌脉，病位在心，病性属本虚标实，辨证属气阴两虚、心血瘀阻。治以益气养阴、活血化瘀。

处方：

太子参20g　麦冬10g　五味子10g　地黄15g　生黄芪20g

山萸肉10g　当归15g　丹参20g　赤芍15g　川芎10g

酸枣仁15g　蜜远志10g

3剂，水煎服，日一剂。

6月10日二诊，患者心慌明显好转，但心跳时仍有上冲咽喉感，于前方加桂枝10g，生牡蛎15g以平冲降逆，予7剂口服，当日出院。

医案2

赵某，男，52岁，患者既往有频发室性早搏病史，自述曾至安贞医院、阜外医院等就诊，未能明确病因，间断予口服酒石酸美托洛尔片、美西律片、门冬氨酸钾镁片等治疗，仍时有发作。吸烟史30余年，约30~40支/日，饮酒史30余年，约3~4两白酒/日。其心慌发作多与劳累、熬夜有关，伴有心烦、口苦、多梦等，查舌质红，苔黄，中间略腻，脉弦滑。中医诊断为心悸，辨证属痰火扰心证。治以清热化痰，安神定志。

处方：

黄连6g 黄柏10g 苦参10g 甘松10g 半夏10g

陈皮15g 茯苓15g 枳实10g 竹茹6g 瓜蒌15g

7剂，水煎服，早晚分服。

二诊：患者口苦、心烦较前减轻，仍有心慌，查舌红，苔黄，中间略腻，脉弦滑，痰热仍较盛。嘱患者务必戒烟戒酒，遂于前方加胆南星6g，炒栀子10g，淡豆豉10g，以清热化痰，解郁除烦，继服7剂，痰热之象渐除，后以温胆汤加减善后。

【按】孙久林认为阴虚火旺是功能性室性早搏发生的关键，痰、热、瘀并见为功能性室性早搏的病机特点，四者互为因果、合而为患，扰乱心神而使心悸不安，故组方时应重点考虑滋阴和泻火。此例患者阴虚之象并不明显，以痰、瘀、热为主要矛盾，故方中未用滋阴药物。

（八）现代医学研究进展

在目前的临床上，室性早搏会对心脏结构及功能造成严重影响，从而引起心功能不全，严重者甚至会导致心力衰竭，目前在中药汤剂及中成药的研究上都有许多成果。

《伤寒论》中治疗心悸的代表方剂为炙甘草汤，其功效是益气养血、通阳复脉、滋阴补肺。杨晋东治疗室性早搏的研究结果表明，炙甘草汤的临床效果优于胺碘酮[1]。现代临床研究显示，炙甘草汤能够使乌头碱、氯化钙导致的室性心动过速、室性早搏以及心室颤动得到明显缓解，还能够恢复氯化钙导致的心律失常，使心室颤动和心律失常时间有效减少，在抗心律失常方面有很好的效果[2]。

参麦宁心片是治疗室性早搏的常见中成药，能够滋心阴、补心血、通心窍与补心气。李威等研究结果表明，参麦宁心片治疗室性早搏的效果比麝香保心丸理想[3]。

稳心颗粒由党参、黄精、三七、琥珀、甘松组成，功专于益气养阴、活血化瘀。刘磊对32例室性早搏患者以稳心颗粒进行治疗，并且设置对照研究，结果显示稳心颗粒治疗室性早搏的效果要远远优于西药，且心律不齐不良事件发生率低[4]。

参松养心胶囊由人参、麦冬、丹参、山茱萸等12味中药组成，以益气养阴、活血通络为主要功效，治疗气阴两虚、心络痹阻引起的心律失常有良好疗效。王凤等对室性早搏患者以参松养心胶囊进行治疗，结果表明参松养心胶囊的效果优于抗心律失常西药，并且该药物无致心律失常作用[5]。张萍对3篇参松养心胶囊研究文献进行Meta分析，研究结果同样显示在室性早搏治疗方面，参松养心胶囊的效果明显优于西药，并且临床安全性要高于西药[6]。

在其他类型的心律失常治疗方面，顾祥凤参照胆虚寒论[7]，在治疗心悸中取得了较好的效果。刘伟爽等针对心悸的中医治疗[8]，提出从肝肾论治心悸，分别为疏肝理气定悸法之柴胡疏肝散加减治疗、清肝泻火定悸法之龙胆泻肝汤加减治疗，以及养肝滋阴定悸法之杞菊地黄汤加减治疗，并总结了较宝贵的治疗经验。另外，孙世华采用炙甘草汤加减对30例心悸患者进行治疗[9]，总有效率达90.0%。曹云艳通过对比研究发现[10]，定心汤能显著改善冠心病心悸患者的心悸症状，总有效率达90.0%，明显高于常规西药治疗，且安全性较高。还有归脾汤、桂枝甘草龙骨牡蛎汤、黄连温胆汤、血府逐瘀汤加减等均能用于心悸的治疗。

参考文献

[1]杨晋东.炙甘草汤治疗室性早搏36例临床观察[J].内蒙古中医药，2010，29（15）：9-10.

［2］胡久略，黄显章. 炙甘草汤抗心律失常作用的实验研究［J］. 时珍国医国药，2008，19（5）：1189-1190.

［3］李威，苏泓. 参麦冰宁心片治疗室性早搏临床观察［J］. 上海中医药杂志，2012（10）：40-42.

［4］刘磊. 步长稳心颗粒治疗室性早搏临床疗效观察［J］. 中国实用医药，2012，7（26）：141-142.

［5］王凤，徐华英，杜文婷，等. 益气养阴不同方药治疗快速性室性早搏气阴两虚证的系统评价［J］. 中国中医急症，2016，25（1）：54-57，75.

［6］张萍. 参松养心胶囊治疗冠心病室性早搏随机对照试验的系统评价［J］. 中西医结合心脑血管病杂志，2015，13（4）：460-463.

［7］顾祥凤，郑秋生. 千里流水汤治疗脾胃不和型失眠临床疗效观察［J］. 临床医药文献电子杂志，2018，5（16）：983-985.

［8］刘伟爽，寇冠军，王保和. 王保和从肝肾论治心悸经验［J］. 湖南中医杂志，2017，33（2）：27-28.

［9］孙世华. 炙甘草汤加减治疗心悸30例［J］. 光明中医，2016，31（4）：514-515.

［10］曹云艳. 自拟定心汤结合西药治疗冠心病心悸（心阳虚型）临床研究［J］. 亚太传统医药，2017，13（9）：142-143.

四、迟脉证

（一）定义及临床表现

迟脉证是以脉搏跳动迟慢，通常一息不到四至为主要表现的一系列疾病。临床常见心律失常。在临床上，除脉搏跳动迟慢以外，还可见心悸、气短、眩晕、黑矇等症状，严重者甚至出现晕厥。

（二）病因病机

孙久林认为，迟脉证的主要病因病机是心气不足、心阳不振，以致心脉不能正常跳动而减缓。明代医家李时珍在《濒湖脉学》中说"迟来一息至惟三，阳不胜阴气血寒"。中医认为，脾为后天之本，肾为先天之本，脾气亏虚、肾阳不足是导致心阳不振的主要原因。因脾为后天之本，气血生化之源，主升清；肾为先天之本，内寓真阳，五脏阳气皆赖此而得以维系。

（三）辨证要点

迟脉证对应现代医学的疾病包括一系列心律失常，如窦性心动过缓、窦性停搏、窦房阻滞、慢快综合征、窦房结变时功能不全等。古代人们只能通过简单的脉搏或心跳计数来判断是否迟脉证，目前临床只需通过动态心电图检查就可以明确诊断。一些早期或轻症患者可以没有特殊症状，或者仅表现为气短、乏力等轻微不适。大多患者常表现为心悸不安，胸闷不舒，气短乏力，自汗，动则尤甚，心痛时作，面色无华；舌质淡，脉迟或结，依据中医理论属心气不足证。根据西医诊断标准尚不具备起搏器植入指征，若此时予以中药干预，部分患者从症状及动态心电图结果来看均可得到明显改善，充分体现了中医未病先防的观点。

如若患者不加重视，病情可进一步发展，出现黑矇甚至晕厥症状，常表现为胸闷，心悸，面色㿠白，形寒肢冷，气短乏力，体倦懒言，舌淡苔白，脉迟微或结，此时即为阳气亏虚之象。

此外，迟脉证虽以心气亏虚、心阳不振为辨证要点，临床上亦常有许多兼见证。因心气不足、推动无力、血行不畅致瘀，可见瘀血阻滞证，主要表现为面晦唇青，爪甲色暗，舌紫暗或有瘀斑，脉迟、涩或结。因心、脾、肾阳不足，导致水液代谢障碍，水湿不化，可见痰湿阻滞证，主要表现为胸脘痞满，纳呆，恶心欲呕，泛吐痰涎，或伴有心悸不安，头身困重，舌淡，苔白腻，脉迟兼滑。

（四）辨证分型

1. 心气不足

症状：心悸不安，胸闷不舒，气短乏力，自汗，动则尤甚，心痛时作，面色无华，舌质淡，脉迟或结。

治法：补益心气。

方药：保元汤、升陷汤加减。

方药组成：党参10g，黄芪30g，肉桂3g，大枣10g，升麻6g，柴胡6g，桔梗10g，炙甘草10g。

2. 阳气亏虚

症状：胸闷，心悸，面色㿠白，形寒肢冷，气短乏力，体倦懒言，甚则晕厥，舌淡苔白，脉迟微或结。

治法：益气温阳。

方药：参附汤、麻黄附子细辛汤、二仙汤加减。

方药组成：人参10g，制附子10g，生黄芪30g，知母9g，升麻6g，桔梗10g，桂枝15g，仙灵脾15g，仙茅9g，炙甘草10g。

以上两种证型，如兼见瘀血证，可合用血府逐瘀汤；如兼见痰湿证，可合用二陈汤。

（五）临证经验

迟脉证对应西医各种类型的缓慢性心律失常，中医多会舍症从脉，甚至临床上仅凭心电图、动态心电图等作为诊断和治疗依据，故在缓慢性心律失常的诊断当中，切脉为四诊之首。迟脉为本病必有之脉象，更有甚者为损脉。《黄帝内经》中亦有"其脉迟者病""寒气入经而稽迟"等记载。王叔和在《脉经》中最早提出了"迟脉"一词，并描述其特点为"呼吸三至，来去极迟"。张仲景在《伤寒论》中论述较为丰富，如"脉来缓，时一止复来者，名曰结"。另有"涩脉，细而迟，往来难且散，或一止复来""屋漏脉，如残漏之下，良久一滴，溅起无力"等描述，均类似现代所称缓慢性心律失常，并将不同表现进行了细化分类。历代医家大多认为迟脉是由脏腑虚损、阳虚阴盛、气虚血寒所致，治疗多以益气温阳。现代中医则从"胸痹""虚损""厥脱""心悸怔忡"等病证门类中去寻求辨证依据与临床治疗思路。《黄帝内经》有"迟者为阴，数者为阳""阳气衰于下，则为寒厥"，《难经》云"一息二至之曰损"，《证治汇补·惊悸怔忡》云"有阳气内虚，心下空豁，状如惊悸，右脉大而无力者是也"。《医宗金鉴》论及脉象时则有"三至为迟，迟则为冷""迟，阴脉也"，又"迟司脏病""阳不胜阴气血寒"。除有关阳虚的论述外，李中梓在《诊家正眼》中说"迟为血滞，亦主精伤"，指出本病除阳气不足外，亦应注意脏腑精气的不足。

孙久林认为本病与心肾阳虚关系密切，常常累及脾阳。心属火，为阳中之阳，心阳不足，鼓动无力，则心跳迟缓无力，见迟脉，出现气短、乏力等症状；心阳不足，推动无力，血液运行不畅，不能温煦四肢百骸，会表现畏寒肢冷等症状。肾阳主一身之阳气，是五脏六腑阳气的根本。肾阳充足，则全身之阳皆能正常运行，发挥作用；肾阳不足，则全身之阳均不足，特别是对心阳的影响尤为明显，故治疗上应以益气温阳为主。

在遣方用药上，孙久林常以参附汤、麻黄附子细辛汤、升陷汤、二仙汤等方加减化裁。参附汤中人参味甘微寒，《神农本草经》谓其"主补五脏，安精神，止惊悸，除邪气，明目开心益智"。孙久林常以红参为主，加附子散寒通脉，温壮元阳。升陷汤以生黄芪为主药，大补心肺之气，并佐以柴胡、升麻、桔梗助益气升阳。二仙汤方中仙茅、仙灵脾温肾阳，补肾精，辛温助命门而调冲任共为主药；巴戟天温助肾阳而强筋骨，性柔不燥以助二仙温养之力；当归养血柔肝而充血海，以助二仙调补冲任之功，二者共为辅药。而麻黄附子细辛汤为主治素体阳虚、外感风寒之少阴病的方剂，方中麻黄发汗解表，附子温经助阳，温散寒邪而恢复阳气，共为主药；辅以细辛外解太阳之表，内散少阴之寒，既能助麻黄发汗解表，又能助附子温经散寒。

孙久林在临床上遇患者属虚损之体，益气温阳固为大法，但张景岳在《新方八略引》说："善补阳者，必于阴中求阳，则阳得阴助而生化无穷；善补阴者，必于阳中求阴，则阴得阳升而泉源不竭。"故孙久林在使用姜桂附等辛热药益气温阳的同时，常辅以填精之品，如熟地黄、枸杞、巴戟天、补骨脂等温润之品，也符合李中梓"迟为血滞，亦主精伤"之论。

（六）临床医案

徐某，男，82岁，曾因"阵发性心慌头晕1月"于2016年5月住院治疗，住院期间依据心电监护及动态心电图，考虑为病态窦房结综合征，后至北京安贞医院就诊，建议行起搏器植入，因经济及患者坚决拒绝等原因，未行起搏器植入治疗。归家后仍有心慌发作，伴有头晕、周身乏力等症状。2017年5月21日至门诊寻求中药治疗。就诊时查体：T36.5℃，BP137/71mmHg，双肺呼吸清，双肺未闻及干湿啰音，心前区无异常隆起及凹陷，未扪及震颤及异常搏动，心率42次/分，律齐，各瓣膜听诊区未闻及病理性杂音。腹平软，无压痛、反跳痛和肌紧张。双下肢无水肿。舌淡暗，苔薄白，脉弦细。辅助检查：心电图：窦性心律，40次/分，ST段无移位。心脏超声：主动脉瓣钙化，二尖瓣及三尖瓣反流（轻），左室舒张功能减低；EF：65%。甲状腺功能五项正常。

患者以心慌为主要表现，属于中医"心悸"。患者无胸痛，可与胸痹心痛相鉴别。患者为老年男性，年过八旬，气血渐亏，心脉失养，致心跳缓慢，故见心慌；舌质淡、脉细主虚，舌质暗主瘀血，为气虚血瘀之象，舌质淡又属阳虚之象，病位在心，证属气阳两虚。治以温阳复脉。

处方：

红参10g　制附子10g　生黄芪30g　升麻6g　桔梗10g

桂枝15g　仙灵脾15g　仙茅9g　炙甘草10g

7剂，水煎服，日1剂。

二诊：患者心慌、乏力等症状较前段时间好转，继续予原方7剂，温水煎服。

三诊：复查心电图，窦性心动过缓，49次/分，患者觉诸症好转，拒绝再服汤药，予振源胶囊口服。

（七）现代医学研究进展

李宜芳等对缓慢性心律失常之病窦综合征30例患者采用中医辨证分型治疗。其中，气阳两虚型17例，治以益气温阳，方用保元汤合麻黄细辛附子汤加减；气阴两虚型5例，治以益气养阴，方用生脉散合炙甘草汤加减；气虚血瘀型8例，治以益气活血化瘀，方用保元汤合血府逐瘀汤加味，水煎服，日1剂。结果：显效10例，有效15例，无效5例，有效率83.3%[1]。王居新采用中医辨证论治方法治疗缓慢性心律失常47例，分三型论治[2]。①心肾阳虚型：拟温阳益气、活血通络，麻黄细辛附子汤合四君子汤加丹参、红花，水煎服，并配以参附注射液40～60mL静脉滴注；②气虚血瘀型：拟益气活血、温经活络，麻黄细辛附子汤合四君子汤、血府逐瘀汤，水煎温服，并配以丹参注射液20～40mL静脉滴注；③气阴两虚型：拟益气滋阴、养血和营，生脉散合人参养营汤，水煎温服，并配以生脉散注射液40～60mL静脉滴注。结果有效率91.49%。郑源庞将本病辨证为心气不足、气阴两虚、心肾阳虚、阳虚欲脱、痰浊内阻、心脉瘀阻等型[3]。心气不足者以温阳益气为法，方用人参四逆汤加味；气阴两虚者以益气养阴为法，方用生脉散加减；心肾阳虚者以温阳祛寒为法，方用参附汤合右归丸加减；阳虚欲脱者以益气回阳、救逆固脱为法，方用参附龙牡汤加味；痰浊内阻者以通阳化痰、宣痹通络为法，方用瓜蒌薤白半夏汤合导痰汤加减；心脉瘀阻者以活血通脉、祛瘀止痛为法，方用血府逐瘀汤加减。缪培融以益气温阳法自拟温阳益气汤（麻黄、炮附子、麦冬、当归、党参、细辛、甘草），水煎服，日1剂，治疗16例，显效5例，有效8例，无效3例[4]。蒋家祥等用参麦注射液治疗本病72例，其中窦性心动过缓38例、房室传导阻滞34例，总有效率86%[5]。

目前经临床及实验研究证实，中药不仅能改善心肌供血，降低心肌耗氧，治疗冠心病，而且多种中药都有较好的抗心律失常作用，学者研究较多的有炙甘草、苦参、黄连、青蒿、黄芪、人参、麻黄、附子、麦冬、五味子、细辛等。其中，炙甘草具有强心利尿、抗休克、抗心律失常之药理作用，可降低异位起搏点的兴奋性，调节心脏传导功能，减轻动脉粥样硬化，提高机体应激能力[6]。

参考文献

[1] 李宜芳，杜焱.辨证治疗病态窦房结综合征［J］.山东中医杂志，1999，18（6）：255-256.

[2] 王居新.缓慢心律失常的中医辨证论治［J］.四川中医，2002，20（8）：36-37.

[3] 郑源庞.缓慢性心律失常中医证治探索［J］.浙江中西医结合杂志，2001，11（2）：67-68.

[4] 缪培融.温阳益气汤治疗心动过缓16例［J］.安徽中医学院学报，1996，15（4）：19.

[5] 蒋家祥，陈朝俊.参麦注射液治疗缓慢心律失常72例［J］.广东药学，2004，14（1）：41-42.

[6] 麦丽莎，陆智东.炙甘草康复治疗冠心病心律失常30例［J］.现代康复，1997，1（4）：304-305.

五、眩晕

（一）定义

眩指眼花或眼前发黑，晕指头晕，甚或感觉自身与外界景物旋转，二者常并见，故称为眩晕。眩晕最早的中医病名有"眩""目眩""头眩""螟眩""眩冒""风头眩"等。朱丹溪在《丹溪手镜·卷之上·头眩二十八》中提到了"跑者，摇动也。运者，运转，世谓之头旋。冒者，世谓之昏冒"。在《丹溪心法·头眩》中又提到了"眩者，言其黑晕转旋，其状目闭眼暗，身转耳聋，如立舟船之上，起则欲倒""此症属痰者多，无痰则不作眩"。明朝李梴在其著作《医学入门》中提出"眩运或云眩冒，眩言其黑，运言其转，冒言其昏，其义一也"，由此可见古人所说的眩晕是指头晕眼花、视物旋转，严重者以站立不稳、如坐车船、黑矇、跌仆倒地等为主要症状的一类疾病，常伴有疲乏无力、耳鸣、恶心、呕吐、汗出等一系列症状。相当于现代医学中的高血压、低血压、梅尼埃病、前庭神经炎、贫血、脑动脉硬化症、脑干和小脑梗死、短暂性脑缺血发作、颈椎病、神经官能症等。

（二）临床表现

眩晕多见于中老年人，亦可见于青年人。本病的临床表现轻重不同，轻者闭目即止，即古人所谓"眩"；重者如坐车船，旋转不定，不能站立，或伴有恶心、呕吐、汗出、甚则昏倒等症状，即古人所谓"晕"。有的患者长期时觉头晕、头沉，处于不清醒状态；有的平时如常人，但发作起来则出现天旋地转、恶心呕吐、不能站立、耳鸣等症状。

眩晕可反复发作，妨碍日常工作及生活，严重者可发展为中风、厥证等，因此对中老年人眩晕切不可忽视，要警惕中风、晕厥的发生。

（三）病因病机

眩晕的病位在清窍，其病变脏腑涉及肝、脾、肾三脏，但临证所见眩晕与肝、脾两脏关系最为密切。肝、脾、肾三脏功能失调是眩晕的病理基础，风、火、痰、虚、瘀亦多由肝、脾、肾功能失调所致。但眩晕一证，病因复杂，往往错综交织相互影响，虚中夹实，实中夹虚，虚实互见。眩晕的病因大致可概括为情志失调、饮食不节、素体亏虚、年高体虚等。本虚常由肝肾阴虚、脾胃虚弱而致眩晕；实证常由肝火上炎、肝阳上亢、痰浊蒙窍、瘀血阻窍而致眩晕。

1.因于肝

《素问·至真要大论》言"诸风掉眩，皆属于肝"，指出眩晕与肝关系密切。肝藏血，主疏泄，喜条达而恶抑郁，体阴用阳。人之一身，皆气血之所循行，气为血帅，气非血不和，血非气不运。气血必须调和，病乃不生。

（1）肝血（阴）亏虚：饮食不节、劳累过度，损伤脾胃，脾失健运，气血生化乏源，以致肝血（阴）不足；或长期情志忧郁，郁而化火，耗伤阴血，肝血亏虚，不能上荣于脑，故见眩晕。

（2）肝火上炎：情志不畅，暴怒伤肝，火气内生，导致肝气郁结，郁而化火；或饮食不节，过食辛辣，导致肝经气逆，肝火上炎，上扰清空，发为眩晕。

（3）肝阳上亢：久病耗伤，年老体虚，房劳过度，肾阴亏虚，水不涵木，肝失所养，致使肝阳上亢，发为眩晕。若肝气横逆，气机逆乱，血随气逆，气血壅滞于上，蒙蔽清窍，还可发生晕厥。

（4）肝风内动：肝体阴而用阳，全赖阴血滋养。若肝血（阴）不足、肝阳上亢所致阴虚动风、肝阳化风，如眩晕、走路不稳、头摇、肢体震颤；若肝风夹痰入络，气血凝滞，血脉瘀阻，而致肢体不遂，出现偏枯，而发生恶性疾病，即"眩晕者，中风之渐也"。

由于肝肾同源，故肝肾生理、病理关系极为密切，表现为相互制约、相互影响。如肾阴亏虚，水不涵木，导致肝阳上亢，上犯巅顶而发作眩晕；肝阴不足亦可导致肾阴不足，而致相火偏亢；肝火、肝阳过盛，耗伤肾阴，而致肾阴亏虚。因此临床上肝肾阴虚常同时兼见，症见头晕或头痛，耳鸣健忘，目涩，烦躁，失眠，腰膝酸软或梦遗滑精等。

2. 因于脾

《证治汇补·眩晕》说"脾为中州，升腾心肺之阳，堤防肝肾之阴，若劳役过度，汗多亡阳，元气下陷，清阳不升者，此眩晕出于中气不足也"。脾属脏为阴，胃属腑为阳。在正常生理情况下，脾升胃降，脾的运化功能正常，水谷精微之气才能得以正常输布，灌溉四旁而营养全身，脾胃和则气旺，脾胃运化有节，胃肠虚实更叠，脏腑之气血化生源源不竭。孙久林认为脾胃在眩晕的发病过程中占有重要地位。

（1）脾胃虚弱。饮食不节，嗜食寒凉之品或暴饮暴食，饮食无度，均会损伤脾胃，脾虚不能升清，清阳不升，清空失养，而见头晕，即所谓"无虚不作眩"。再者，脾失健运，不能运化水液，水饮停聚，聚湿成痰，痰蒙清窍，阻滞中焦，清阳不升，浊阴不降，则发为眩晕，即所谓"无痰不作眩"。

（2）脾在志为思。若思虑过度或所思不遂则伤脾，从而影响脾胃的正常升降运化，脾与胃相表里，胃腑以通降为用，胃降不及，浊阴上逆，则发为眩晕。

3.因于肾

《灵枢·海论》曰"髓海不足，则脑转耳鸣，胫酸眩冒，目无所见，懈怠安卧"。《灵枢·口问》载"上气不足，脑为之不满，耳为之苦鸣，头为之苦倾，目为之眩"。揭示上气不足，脑髓失养，眩晕发作。肾为先天之本，主藏精生髓，肾中精气内寓真阴真阳，为人体生命之本、脏腑阴阳之根。如患者年高体虚、先天不足或纵欲过度，皆能导致肾精亏虚，髓海空虚而见眩晕。

（四）辨证要点

1.辨虚实

一般病程较短，病势急，年壮体实，易因情绪郁怒而诱发或加重者，多为实证；年龄相对较大，久病而正虚者，多为虚证，责之于脾、肾之虚。但临证所见之眩晕，病情有时较为复杂，因正虚易留邪，邪盛易伤正，故常见本虚标实、虚实并见，故临证时要注意区分。

2. 辨脏腑

肝血（阴）亏虚、肝火上炎、肝阳上亢之眩晕者，兼见头痛、面红目赤等；脾虚气血生化乏源之眩晕者，兼见纳呆、乏力、面色无华等；脾失健运、痰湿中阻之眩晕者，多见纳呆、恶心呕吐、胸闷等；肝肾不足之眩晕者，兼见耳鸣健忘、目涩、失眠、腰膝酸软、尿频等。

3. 辨标本

眩晕以肝肾阴虚、气血不足为本，风、火、痰、瘀为标。其中，肝肾阴虚多见口燥咽干、干咳无痰、五心烦热、潮热盗汗，舌红少苔，脉细数；气血不足多见神疲乏力、皮肤干燥、面色少华、心悸健忘、失眠多梦，舌淡，脉沉细。标实又有风性主动、火性上炎、痰浊黏滞、血瘀停着之不同，要详加辨别。

（五）辨证分型

【实证】

1. 肝阳上亢

症状：眩晕，耳鸣，头痛而胀，每因劳累、恼怒诱发或加重，肢麻震颤，面红目赤，失眠多梦，急躁易怒，舌红苔黄，脉弦数。

治法：平肝潜阳，息风化火。

方药：天麻钩藤饮加减。

常用中药：天麻、钩藤、石决明、栀子、黄芩、怀牛膝、盐杜仲、益母草、桑寄生、生龙骨、生牡蛎、甘草。

加减：如兼见腰膝酸软，遗精者，为肝肾阴虚，肝阳上亢，可加用生地黄、麦冬、玄参、白芍，以滋补肝肾之阴；如眩晕剧烈，呕吐，手足麻木者，有肝阳化风之势，可加用珍珠母、生龙骨、生牡蛎以镇肝息风。

2.肝火亢盛

症状：眩晕，耳鸣，头胀如裂，面红目赤，口臭口苦，烦躁易怒，便秘，尿赤，舌红苔黄，脉弦。

治法：清肝泻火，清利湿热。

方药：龙胆泻肝汤加减。

常用中药：龙胆草、炒栀子、柴胡、黄芩、玄参、生地黄、当归、泽泻、车前子、桃仁、通草、甘草。

加减：若肝火扰心，失眠、烦躁者，加用磁石、生龙齿、珍珠母、琥珀，清肝热安神；若肝火化风，肝风内动，肢体麻木、震颤，加全蝎、蜈蚣、地龙、僵蚕，平肝息风，清热止痉。

3.痰浊蒙窍

症状：眩晕，头重如裹，视物旋转，胸脘痞闷，恶心呕吐，纳差，舌淡红，苔白腻，脉弦滑。

治法：燥湿祛痰，健脾和胃。

方药：半夏白术天麻汤加减。

常用中药：半夏、白术、天麻、茯苓、枳实、砂仁、陈皮、生姜、生甘草、大枣。

加减：若头晕多寐，加藿香、佩兰、石菖蒲醒脾化痰开窍；若呕吐频繁，加代赭石、竹茹、生姜和胃降逆止呕；脘闷、纳呆、腹胀纳差者，加厚朴、白豆蔻、砂仁理气健脾化湿；耳鸣重听者，加石菖蒲、郁金通阳开窍。若痰浊郁而化热，表现为头目胀痛、口苦、渴不欲饮，苔黄腻，脉弦滑，用黄连温胆汤加减以清化痰热。

4. 瘀血阻窍

症状：眩晕，头痛，胸闷气短，心悸不宁，失眠健忘，面唇紫暗，舌有瘀点、瘀斑，脉弦涩或弦紧。

治法：活血化瘀通络。

方药：血府逐瘀汤加减。

常用中药：生地黄、桃仁、红花、赤芍、柴胡、枳壳、川芎、当归、桔梗、天麻、郁金、黄芪、甘草。

加减：若神疲乏力，少气自汗，加黄芪、党参、浮小麦益气固表止汗；兼有畏寒肢冷者，加附子、桂枝温经活血。

【虚证】

1. 脾胃虚弱

症状：头晕目眩，劳累或活动后发作，气短乏力，面色㿠白，神疲乏力，纳差食少，便溏，舌淡苔白，脉细弱。

治法：补中益气，升阳举陷。

方药：补中益气汤加减。

常用中药：党参、黄芪、当归、炒白术、陈皮、升麻、当归、柴胡、半夏、炙甘草。

加减：气虚卫阳不固，自汗明显，易感冒者，重用黄芪，加防风、浮小麦、五味子益气固表止汗；脾虚湿盛，食少便溏者，加生薏苡仁、茯苓、砂仁、木香健脾化湿；若气损及阳，兼见畏寒肢冷，腹中冷痛等阳虚症状，加桂枝、干姜温中散寒。

2.肝肾阴虚

症状：眩晕日久，视力减退，双目干涩，失眠健忘，耳鸣耳聋，神疲乏力，腰膝酸软，遗精，舌红苔薄，脉弦细。

治法：滋养肝肾，养阴填精。

方药：六味地黄丸加减。

常用中药：熟地黄、山药、山萸肉、茯苓、泽泻、牡丹皮、葛根、枸杞子、天花粉、麦冬。

加减：阴虚生内热，表现为口燥咽干、五心烦热、潮热盗汗、舌红，脉弦细者，加知母、青蒿、地骨皮滋阴清热；心肾不交，表现为失眠、健忘、多梦者，加酸枣仁、柏子仁交通心肾；水不涵木，肝阳上亢者，加龙胆草、柴胡、天麻。

（六）临证经验

1.辨别虚实

临床上眩晕多见本虚标实。本虚主要责之于肝、脾、肾三脏，标实可见肝火、肝阳、痰浊、瘀血等，在治疗标实的基础上，兼顾本虚，适当予以滋补肝肾、健脾之法，可标本同治。

2.重视益气升阳

孙久林指出，脾胃居于中州，以溉四旁，为后天之本，气血生化之源；主运化水谷，升清降浊，是人体气机升降之枢纽，与人的生命活动密切相关。目前临证所见眩晕患者中，以气虚清阳不升所致者最为多见，尤其是素体脾胃虚弱、忧思劳倦之人，最易患病，常表现为头昏沉不清，劳累或活动后发作，伴气短乏力，面色㿠白，语声低微，怕风易出汗，纳差食少，便溏，舌淡苔白，脉细弱等。究其原因，多因现代人们生活水平改善，生活节奏加快，饮食结构变化，嗜食寒凉，饥饱无常，起居失节，使脾胃受损，脾失健运，痰饮内生，阻滞中焦，清阳之气不能上升、浊阴之气不能下降所致。以本虚标实为其共同特点。基于此，治疗应着眼于益气升阳，健运脾胃，使脾胃运化有节，水谷精微之清气上升于头目，浊气下降并排出体外，调畅气机，脏腑和安，眩晕自消。

3. 畅情志、调起居

眩晕患者多由情志过极而诱发或加重，正所谓"怒为肝志，怒则伤肝"，因此还要重视对眩晕患者辅以心理治疗，使其保持平静淡泊、乐观愉快的情绪，如此方能顺应肝性，使肝气条达，气血得畅。正所谓"情志过极，非药可愈，须以情胜"。另外，患者饮食要有规律，避免过食寒凉及肥甘厚味之品损伤脾胃，伤及正气，然"正气存内，邪不可干"。同时避免突然和剧烈的体位改变，以预防眩晕的发生或加重。因此在药物治疗的同时，不忘辅以情志治疗，可有效缓解病情。

4. 早期中西医联合

孙久林认为，在眩晕急性期，中药治疗往往难以迅速起效，常要结合西医诊断，早期联用西药治疗，如脱水剂、促前庭代谢药物、抗病毒药物、改善循环药物、神经保护剂、镇静药、抗抑郁及抗焦虑药物等。有报道指出，中西医联合治疗眩晕效果明显优于单纯西医治疗，能改善早期症状，降低复发率，且未见明显毒副作用。孙久林对慢性脑缺血、脑动脉狭窄所致的眩晕者，常加用川芎、红花、赤芍等活血化瘀之品；对颈性眩晕者，常加用葛根、防风、羌活等疏风解肌通络之品；对青中年高血压者，常加用天麻、钩藤、黄芩、夏枯草等平肝息风清热之品；对合并肥胖者，常加用半夏、茯苓、陈皮、白术等健脾化湿之品；对体质虚弱者，常加用党参、黄芪、当归、升麻等健脾升阳之品。

（七）善用药对

1. 天麻配钩藤

天麻味甘、辛，性平，入肝经，平肝潜阳，祛风通络。《本草纲目》称"天麻乃定风草，为治风之神药"，善治"风虚眩晕头痛"及风痰上扰所致诸证。钩藤味甘，性凉，入肝、心经，清热平肝，息风止痉，擅治肝热风动之证。孙久林常将二药相须为用，天麻15g，钩藤15g，既可增强平肝息风之功，又能以钩藤之清性减少天麻之燥性。

2. 生龙骨配生牡蛎

生龙骨味甘涩，性平，主入心、肝经，平肝潜阳，镇惊安神。生牡蛎味咸涩，性微寒，主入肝、肾经，重镇安神，平肝潜阳，软坚散结，收敛固涩，制酸止痛。孙久林常用二药配伍，生龙骨20g，生牡蛎20g，增强重镇潜阳、镇静安神之功效，用于治疗肝阳上亢型头晕伴少寐多梦者。

3. 半夏配陈皮

半夏味辛，性温，归脾、胃、肺经，燥湿化痰，健脾止呕，为治湿痰要药。陈皮味苦、辛，性温，归肺、脾经，理气健脾，燥湿化痰，消痞散结。二者均入脾经，孙久林常以二药配伍，半夏10g，陈皮15g，加强燥湿化痰之效，用于治疗痰饮阻遏清阳之眩晕。

4. 石菖蒲配郁金

石菖蒲味辛，性温，归心、胃经，祛痰开窍，化湿开胃，宁神益智。郁金味辛、苦，性寒，归心、脾、胆经，活血止痛，行气解郁，清热凉血，清心开窍，利湿退黄。孙久林常用二药配伍，石菖蒲20g，郁金20g，增强芳香祛浊、开窍之力，用于治疗痰浊蒙窍所致头晕。

5. 黄芪配当归

黄芪味甘，性微温，归肺、脾、肝、肾经，补气升阳，益卫固表。当归味辛、甘，性温，归心、肝、脾经，补血活血。孙久林常取二药配伍，生黄芪30g，当归10g，以补气为主，补血为次，益气生血，气血双补，用于治疗脾胃虚弱、气血不足之眩晕。

（八）临床医案

医案1

谢某，男，75岁，2018年12月25日初诊。主诉：头晕1月余。患者近1个月来因情志不遂反复发作头晕，每日发作3~5次，伴头胀痛，无视物旋转及恶心呕吐，时有耳鸣，心烦，急躁易怒，面色潮红，血压145~170/90~100mmHg，眠差，便干溲黄，舌红苔微黄，脉弦数。查头颅CT示：双侧基底节区腔隙性脑梗死。TCD示：大脑中动脉流速减低。既往有高血压病史，血压最高达185/100mmHg，长期口服福辛普利10mg，每日1次，血压维持尚可。辨证属肝阳上亢。治以平肝潜阳，息风化火。

处方：

天麻15g　钩藤15g　石决明30g　杜仲15g　怀牛膝15g

桑寄生15g　炒栀子10g　黄芩10g　益母草15g　生龙骨20g

生牡蛎20g　甘草10g

7剂，水煎服，日1剂，分两次温服。

二诊：眩晕减轻，血压下降，睡眠改善，测血压130/80mmHg左右，再予14剂以巩固疗效。

【按】《黄帝内经》云"诸风掉眩，皆属于肝"。患者情志不遂，肝失疏泄，气郁日久，化火生风，上扰清空，故见头晕、头痛；热扰心神，故见心烦、失眠等症。结合舌质红、苔微黄，脉弦数，辨为肝阳上亢所致头晕。方选天麻钩藤饮合镇惊安神之品。现代研究表明，天麻中有效成分为天麻苷，有镇静、镇痛、降压、抗惊厥等作用；钩藤中有效成分为钩藤碱，有降压、镇静、抑制血小板聚集、抗血栓等作用。此外，黄芩、杜仲、桑寄生、益母草均有降血压的作用。因此，全方配伍共奏平肝潜阳、滋补肝肾、降压缓痛之功，标本兼顾，故疗效显著。

医案2

李某，男，49岁，2019年3月15日初诊。主诉：眩晕半个月。患者半个月前因恼怒头晕发作，在家自测血压最高达185/110mmHg，伴头胀痛，口干，口苦，眠差，便难溲黄，舌红，苔腻，脉弦数。既往有高血压、高脂血症病史。辨证属肝火亢盛。治以清肝泻火，清利湿热。

处方：

龙胆草15g　炒栀子15g　柴胡15g　黄芩10g　玄参20g

生地黄15g　当归15g　泽泻10g　车前子10g　桃仁15g

通草10g　甘草10g

7剂，水煎服，日1剂，分两次温服。嘱忌酒，避免情志刺激。

二诊：患者自诉用药后眩晕、口干、口苦等均好转，头仍胀痛，睡眠改善不明显。舌微红，脉弦数。守方加菊花15g，蔓荆子15g，生龙骨

20g，生牡蛎20g，续服7剂。

三诊：患者诉眩晕头痛等诸症明显好转，睡眠改善，守方继服7剂以巩固疗效。

【按】对于高血压的发生，中医认为与肝火亢盛有密切关系。肝主疏泄，体阴而用阳，情志过急，肝气郁结，气郁化火，循经上炎，上扰清空，发为眩晕。肝火上炎故见头胀痛；热迫胆汁外溢，故见口苦；热伤津液故见口干。结合其舌红，脉弦数亦是肝火上炎之证。方选龙胆泻肝汤化裁。二诊后，患者仍有头痛，守方加入菊花、蔓荆子等疏风清利之品以清利头目；睡眠差，加入龙骨、牡蛎以镇静安神，辨病与辨证相结合，故眩晕自定。

医案3

杜某，女，46岁，体型偏胖，2019年6月2日初诊。主诉：头晕半年。患者近半年来反复发作头晕，以头昏沉不清为主，症状时轻时重，影响工作及生活，平素易疲乏，腹胀，时有恶心欲吐，纳差，曾在多家医院就诊，诊断为慢性脑缺血，服用改善循环等药物，但效果不佳。二便调，睡眠欠佳。舌淡，苔白腻，脉弦滑。既往高脂血症、高尿酸血症病史多年。辨证属痰浊蒙窍。治以燥湿祛痰，健脾和胃。

处方：

半夏10g　炒白术20g　茯苓20g　党参15g　天麻15g

陈皮15g　枳实10g　砂仁6g　焦神曲10g　生山楂15g

生姜10g　生甘草10g

7剂，水煎服，日1剂，分两次温服。

二诊：头晕等诸症好转，头仍昏沉不清，纳食可，守方加入石菖蒲20g，郁金20g，继服上方7剂。

三诊：已无眩晕头沉，精神好转。

【按】患者平素饮食不节，损伤脾胃，脾失健运，聚湿成痰，痰蒙清窍，阻滞中焦，致清阳不升，浊阴不降，则发为眩晕。结合舌淡、苔白腻，脉弦滑，辨证为痰浊蒙窍所致。方选半夏白术天麻汤加减。山楂、神曲消食和胃，现代药理研究表明山楂、神曲均有降脂的功效。二诊中加用石菖蒲、远志芳香开窍。诸药配伍，燥湿祛痰，健脾和胃，痰浊自消，眩晕自定。

医案4

周某，女，54岁，2010年3月20日初诊。主诉：头晕1月。患者近1月头晕目眩，闭目喜卧，气短懒言，面色少华，倦怠乏力，动则汗出，血压偏低，食少，眠差，二便可。舌淡苔白，脉细弱。既往无特殊病史。辨证属脾胃虚弱。治以补中益气，升阳举陷。

处方：

党参15g　黄芪30g　炒白术15g　陈皮15g　当归10g

柴胡10g　清半夏10g　五味子15g　升麻6g　浮小麦30g

炙甘草15g

7剂，水煎服，日1剂，分两次温服。

二诊：眩晕减轻，诸症好转，但仍眠差，上方加柏子仁20g，7剂。

三诊：眩晕已止，上方继服14剂以巩固疗效。

【按】患者饮食不节，损伤脾胃，脾虚不能升清，清阳不升，清空失养，故见头晕；脾虚气血生化乏源，四肢失于濡养，则倦怠乏力；气虚不能固表，津液外泄，则见汗出。结合舌淡苔白，脉细弱，辨证为脾胃虚弱。方选补中益气汤加减。二诊中睡眠仍差，加用柏子仁养心安神。诸药合用，益气升阳、固表止汗，故疗效显著。

医案5

孙某，女，73岁，2018年10月25日初诊。主诉：头晕3年余。患者头晕、头沉，伴耳鸣如蝉，双目干涩，失眠健忘，倦怠乏力，尿频，腰膝酸软，眠欠安，大便可。舌红苔薄，脉弦细。查头颅CT示：多发腔隙性脑梗死，脑白质变性。既往有2型糖尿病病史，长期应用胰岛素皮下注射降糖，血糖控制不佳。辨证属肝肾阴虚。治以滋养肝肾，养阴填精。

处方：

熟地黄30g　山药15g　山萸肉15g　茯苓15g　泽泻20g

牡丹皮15g　葛根30g　枸杞子20g　酸枣仁30g

7剂，水煎服，日1剂，分两次温服。

二诊：眩晕减轻，但觉口干，上方加天花粉20g，麦冬15g，7剂，水煎服。

三诊：眩晕、口干均明显好转，效不更方，继服14剂以巩固疗效。

【按】患者年高体虚，肝肾亏虚，髓海不足，清空失养，故见眩晕不止、耳鸣如蝉；肾开窍于前后二阴，肾失开阖，故见尿频；肝开窍于目，肝阴不足，肝虚血少，则双目干涩；肾主骨生髓，骨髓不足，则腰膝酸软、倦怠乏力。结合舌红苔薄，脉弦细，辨证为肝肾阴虚。方选六味地黄丸加减，滋养肝肾，养阴填精。二诊中患者口干，加入麦冬、天花粉生津止渴。诸药配伍，补中有泻，补而不滞，故眩晕自除。

（九）现代医学研究进展

1. 中医外治疗法

（1）针灸疗法。王启才采用耳针治疗眩晕，取肾上腺、皮质下、枕、脑、神门、额、内耳；风阳上扰加肝、胆；痰浊上蒙加脾、缘中；气血不足加脾、胃；肝肾阴虚加肝、肾。毫针中等刺激，留针20～30分钟，取得满意疗效[1]。王萍治疗60例眩晕患者，采用针灸辨证论治的方法，对不同证型的眩晕，选取不同穴位进行针刺治疗，疗效显著[2]。潘氏研究发现，采用针灸治疗70例气血亏虚型颈性眩晕的患者，获得较好疗效，具有较高的临床应用价值，无毒副作用，安全有效[3]。

（2）推拿按摩法。鲍圣涌等采用传统针灸推拿治疗眩晕，对肩部肌肉进行放松，对颈部、头部、肩部进行点按等推拿手法，结果显示针灸推拿治疗组治愈率明显高于其他两组[4]。

2. 中医特色疗法

（1）电针疗法。李国灿采用电针治疗颈源性眩晕，穴位选取：风池、百会、太阳、四神聪、三阴交、绝骨、颈椎4～7夹脊穴、足三里，留针30分钟，每日1次，每周6次[5]。结果显示电针疗法可缓解眩晕及伴随症状，以及颈椎功能和椎–基底动脉供血情况。

（2）耳穴压豆法。毛军英采用中医辨证耳穴压豆治疗脑震荡后眩晕，对瘀阻脑络证取肝、脾、胃、肾上腺、心、神门等穴；髓海空虚证取肝、肾、神门、内耳、交感子宫或睾丸、内分泌等穴；痰浊蒙窍证取肺、脾、肾、皮质下、神门等穴；阳亢风动证取神门、交感、内耳、心、肝、肾等穴；气血亏虚证取脑点、神门、交感、胃、脾、肾等穴；痰热内扰证取肺、肝、神门、胃、脾等穴，临床效果显著[6]。

（3）拔罐疗法。钟氏等采取在百劳穴放血配合拔罐治疗颈性眩晕，结果显示拔罐具有行气活血、疏经通络等作用，可有效改善眩晕症状[7]。

（4）温灸疗法。王晓东以温灸百会穴和颈段夹脊穴治疗颈性眩晕，捻转得气后在针柄上加艾炷温针灸，每穴连灸2壮（共约30分钟），每天治疗1次，效果显著[8]。

（5）穴位埋线法。赵利军将一段医用可吸收的羊肠线置于埋线针针管前端，迅速刺入穴位，自觉得气后边推针芯边退针管，使线体埋在穴位的皮下组织或肌肉层内，随后拔出针，压迫止血，在埋线处覆盖纱布或创可贴，结果提示有效率明显高于针刺组[9]。

参考文献

［1］王启才. 针灸治疗学［M］. 北京：中国中医药出版社，2012：76.

［2］王萍. 60例眩晕的针灸治疗［J］. 中国卫生标准管理2014，5（4）：85-86.

［3］潘英英. 针灸治疗气血亏虚型颈性眩晕临床观察［J］. 光明中医，2018，33（13）：1928-1930.

［4］鲍圣涌，张少君，陈竞芬. 针灸配合手法治疗颈性眩晕临床观察［J］. 湖北中医杂志，2012，34（4）：62-63.

［5］李国灿. 电针治疗颈源性眩晕临床观察［J］. 新中医，2018，50（3）：160-163.

［6］毛军英. 中医辨证耳穴压豆治疗脑震荡后眩晕的疗效观察［J］. 当代护士（下旬刊），2018，25（4）：84-86.

［7］钟卓宁，王新亮，曾哲，等. 百劳穴放血配合拔罐治疗颈性眩晕疗效观察［J］. 黑龙江中医药，2018，47（4）：90-91.

［8］王晓东. 温灸百会穴和颈段夹脊穴治疗颈性眩晕60例［J］. 中医研究，2007，20（1）：51.

［9］赵利军. 穴位埋线治疗椎动脉型颈椎病疗效观察［J］. 中西医结合心脑血管病杂志，2007，5（12）：1252.

六、头痛

（一）定义

头痛指由外感或内伤所致脉络绌急失养、清窍不利而引起的以病人自觉头部疼痛为主要症状的一种病症，可单独出现，也可见于多种急慢性疾病过程中。

头痛首见于《黄帝内经》，称之为"首风""脑风""头风"。《素问·风论》云"风气循风府而上，则为脑风""风者善行而数变……新沐中风，则为首风……"。首风，是腠理不固，感受风邪所致的头痛；头风，是素有痰饮，又复感外邪而致的头痛。《素问·通评虚实论》曰："头痛耳鸣，九窍不利，肠胃之所生也"，指出外感与内伤是其发病的主要原因。汉代张仲景在《伤寒论》中论及太阳、阳明、少阳、厥阴病头痛的见症，并列举了不同经络所致头痛的不同治法，至今仍被临床广泛应用。元代李东垣在《内外伤辨惑论》中把头痛分为外感头痛和内伤头痛两大类，并对《伤寒论》中提到的分经论治头痛补充了太阴头痛和少阴头痛，还根据头痛异同进行分经遣药，从而完善了头痛的六经辨证。朱丹溪在《丹溪心法·头痛》中论及痰厥头痛和气滞头痛，并补充了六经辨证头痛的用药，对后世影响较大。清代王清任在《医林改错·头痛》中倡导瘀血论治头痛之说，创立了通窍逐瘀汤、血府逐瘀汤等。本病相当于西医学中的高血压性头痛、血管神经性头痛、偏头痛、紧张性头痛、丛集性头痛、三叉神经痛、神经官能症以及各种继发性头痛等。

（二）临床表现

常表现为头部昏胀疼痛，或偏于一侧，甚至整个头部疼痛，其痛势绵绵、时作时止，或持续疼痛、痛无休止。头痛的性质有跳痛、灼痛、刺痛、胀痛、重痛、空痛、隐痛、昏痛等，痛点固定或不固定。随病因不同，引起的头痛又有各自的特点，如风寒头痛，多见头痛振寒，伴恶风；风热头痛，多见喜冷，伴发热口渴；风湿头痛，多见头痛如裹，伴胸闷、纳呆、便溏；肝阳头痛，多见头痛而眩，伴烦躁不安；肾虚头痛，多见头痛而空，伴耳鸣腰酸；气（血）虚头痛，多见痛势绵绵，遇劳则甚；瘀血头痛，多见痛如针刺，部位固定。

（三）病因病机

中医认为，头为"神明之府""诸阳之会""五脏精华之血，六腑清阳之气皆能上注于头"，凡能影响脏腑气血者均可成为头痛的病因。头痛分为外感头痛与内伤头痛，临床以内伤头痛为常见。外感头痛多因风邪侵袭，常夹寒、热、湿邪上犯巅顶，头部气血运行不畅而致病。内伤头痛则因肝、脾、肾功能失调所致。气血亏虚、肾精不足所致头痛属虚证，即所谓不荣则痛；痰浊、瘀血所致头痛属实证，即所谓不通则痛，它们之间又可相互影响，协同致病是导致头痛迁延不愈的主要原因。

1. 感受外邪

风为阳邪，其性轻扬。头为"清阳之府"，居于人体最高位，唯风可到，所谓"伤于风者，上先受之"，故发为头痛。风为百病之长，六淫之首，易夹寒、夹热、夹湿、夹瘀，引起脉络绌急或气血凝滞，而发为头痛。若起居不慎，感受风寒之邪，寒为阴邪，易伤阳气，寒凝血涩，阻遏络道，血瘀不畅，不通则痛，故发为头痛；若感受风热之邪，上扰清窍，气血逆乱而发为头痛；若感受风湿之邪，湿为阴邪，黏腻重浊，阻遏阳气，使清阳不升，浊阴不降，亦发为头痛。

2. 情志失调

长期忧郁恼怒，情志不遂，易引发头痛。因肝主疏泄，性喜条达，如因五志过急而致肝失疏泄，肝气郁结，气郁日久，化火生风，上扰清窍，可发为头痛。若肝郁化火日久，耗伤阴血，肝肾亏虚，肝阳偏亢，阳亢风动，上扰清空，亦可发为头痛。

3. 禀赋不足或房室不节

肾主骨生髓，主命门之火。若先天禀赋不足，或劳欲伤肾，肾精亏耗，髓海不足，脑窍失养，不荣则痛，故发生头痛。若水不涵木，肝阳暴胀，上扰清空，发为头痛。若肾阴久亏，阴损及阳，肾阳亏虚，清阳不展，亦可发为头痛。

4. 劳倦内伤或饮食不节

脾胃为后天之本，气血生化之源。若劳倦内伤，脾胃虚弱，气血生化乏源，气虚则清阳不升，血虚则营血亏虚，均不能上荣于脑，头窍失养，即不荣则痛，引发头痛。若因饮食不节，嗜食肥甘，或饮酒过度，损伤脾胃，脾失健运，聚湿生痰，痰浊内生，阻遏清阳，上蒙清窍而为痰浊头痛。

5. 外伤跌仆或久病入络

跌仆闪挫，头部外伤，或久病入络，血行不畅，瘀血阻于脑络，气血不通，不通则痛，发为头痛。

外感头痛病理性质属实，内伤头痛病理性质属虚。但虚实在一定条件下既可互相影响，又可相互转化。如正气不足，易为外邪入侵，可形成虚实夹杂之证。如痰浊日久，脾胃受损，气血生化乏源，气虚清阳不升，血虚头窍失养，可转化为气血亏虚之头痛；如肝火、肝阳偏亢日久，阳热阴伤，肾阴亏虚，髓海不足，脑窍失养，可转化为肾精亏虚之头痛，或阴虚阳亢、虚实夹杂之头痛；如各种头痛日久不愈，或屡愈屡发者，多为久病入络，痰瘀痹阻，气血不畅，脉络失养而致。

（四）辨证要点

1. 辨外感与内伤

外感头痛，多因外邪致病，起病较急，痛势较剧，多以跳痛、灼痛、胀痛、重痛，痛无休止为特点，多属实证；内伤头痛，起病缓慢，痛势较缓，多以隐痛、空痛、昏痛，痛势悠悠，遇劳则剧，时作时止为特点，多属虚证；因肝阳、痰浊、瘀血所致者多属实证，或虚中夹实。

2. 辨头痛部位

头为诸阳之会，手足三阳经均循行于头面，厥阴经亦上循于巅顶，受邪之脏腑经络不同，头痛的部位亦有所不同。太阳经头痛，多在头枕部及颈项；阳明经头痛，多在前额部及眉棱骨；少阳经头痛，多在头之两侧，并连及耳部；厥阴经头痛，多在巅顶部位，或连于目系。

（五）辨证分型

【外感头痛】

1. 风寒头痛

症状：头痛连及项背，恶风畏寒，遇风尤剧，口不渴，或兼咽痛、鼻塞、流清涕、咳嗽。舌淡，苔薄白，脉浮紧。

治法：疏风散寒。

方药：川芎茶调散加减。

常用中药：川芎、白芷、羌活、细辛、荆芥、防风、薄荷、甘草。

加减：项背部不适，加葛根解肌止痉；巅顶头痛，加吴茱萸温散寒邪，降逆止痛；鼻塞流涕，加辛夷、白芷祛风通窍。

2. 风热头痛

症状：头痛如胀，时感灼痛，遇热加重，甚则头痛如裂，发热恶风，面红目赤，咽干咽痛，口渴，咳嗽痰黄，便秘溲赤。舌质红，苔薄黄，脉浮数。

治法：疏风清热。

方药：芎芷石膏汤加减。

常用中药：石膏、菊花、桑叶、炒栀子、连翘、川芎、白芷、羌活、蔓荆子、薄荷。

加减：口渴甚者，加麦冬、生地黄、天花粉生津止渴；咽痛，加牛蒡子、青果清热利咽；小便赤热，加栀子清热利湿；大便秘结，加大黄通腑泻热。

3.风湿头痛

症状：头痛如裹，困倦乏力，胸闷纳呆，小便不利，大便黏腻。舌苔白腻，脉濡滑。

治法：祛风胜湿。

方药：羌活胜湿汤加减。

常用中药：羌活、独活、苍术、藁本、防风、蔓荆子、川芎、石菖蒲、远志、甘草。

加减：胸脘满闷，加木香、砂仁、厚朴行气消胀；恶心呕吐，加竹茹、半夏祛湿和胃；食欲不振，加神曲、山楂、鸡内金健脾消食；舌苔厚腻，加茯苓、陈皮健脾化湿。

【内伤头痛】

1.肝火上炎

症状：头痛而眩，面红目赤，心烦易怒，口干口苦，耳鸣多梦，月经先期，小便黄赤，大便秘结。舌红苔黄，脉弦数。

治法：清肝泻火。

方药：龙胆泻肝汤。

常用中药：柴胡、黄芩、栀子、龙胆草、当归、车前子、泽泻、生地黄、通草、桑叶、菊花、酸枣仁、夜交藤、甘草。

加减：胸胁胀痛，加香附、郁金、川芎疏肝行气活血；头晕目眩，加天麻、钩藤、石决明平肝息风；大便秘结，加麦冬、生地黄养阴通便。

2. 肝阳上亢

症状：头胀而痛，或抽掣而痛，以两侧为重，头晕耳鸣，面红目赤，心烦易怒，失眠多梦，胁肋胀痛，目胀耳鸣，腰膝酸软。舌红苔黄，脉弦数。

治法：平肝潜阳。

方药：天麻钩藤饮加减。

常用中药：天麻、钩藤、石决明、栀子、黄芩、桑寄生、杜仲、牛膝、益母草、茯神、夜交藤、生龙骨、生牡蛎、葛根、白芷。

加减：头痛较剧，加龙骨、牡蛎平肝潜阳；腰膝酸软，加生地黄、枸杞子、菟丝子滋补肝肾；寐差，加酸枣仁、合欢皮、夜交藤养血安神。

3. 痰浊阻窍

症状：头痛如裹，头昏沉重，胸脘满闷，呕恶痰涎，食少纳呆，倦怠乏力。舌淡，苔厚腻，脉滑或弦滑。

治法：豁痰开窍。

方药：半夏白术天麻汤加减。

常用中药：半夏、天麻、陈皮、茯苓、炒白术、陈皮、石菖蒲、远志、生姜、蔓荆子。

加减：胸闷呕恶甚者，加厚朴、枳壳、代赭石和中降逆；痰湿郁久化热，见口苦便秘，加黄连、竹茹、瓜蒌、枳实清热化痰；纳呆痞满，加砂仁、厚朴、白豆蔻燥湿祛痰；苔厚者，加生薏苡仁、茯苓燥湿祛浊。

4. 清阳不升

症状：头痛隐隐，遇劳加重，气短懒言，倦怠乏力，头晕自汗，食少腹胀，失眠少寐，小便清长，大便无力或泄泻。舌淡，苔薄，脉弱或大而无力。

治法：益气升阳。

方药：补中益气汤。

常用中药：党参、生黄芪、炒白术、陈皮、升麻、柴胡、当归、藁本、石菖蒲、远志、防风、甘草。

加减：自汗者，加浮小麦、麻黄根收敛止汗；腹胀者，加厚朴、枳实行气除满；畏风者，加桂枝、细辛辛温散寒；久泄者，加五倍子、山茱肉收敛固涩。

5. 血虚不荣

症状：头痛而晕，心悸不宁，倦怠乏力，面色无华，皮肤干燥，失眠少寐。舌淡，苔薄，脉细弱。

治法：益气养血。

方药：归脾汤加减。

常用中药：党参、生黄芪、当归、茯苓、远志、木香、酸枣仁、龙眼肉、蔓荆子、菊花、甘草。

加减：耳鸣腰酸，加熟地黄、枸杞子益肾填精；头晕乏力，加柴胡、升麻升举阳气；痞满纳差，加木香、砂仁行气和胃。

6. 肾虚不荣

症状：头痛且空，眩晕耳鸣，腰膝酸软，倦怠乏力，耳鸣少寐，遗精带下。舌淡，苔滑，脉细无力。

治法：滋阴补肾。

方药：大补元煎加减。

常用中药：党参、熟地黄、山药、山茱肉、枸杞子、杜仲、当归、防风、甘草。

加减：偏于肾阳虚畏寒、四肢不温者，加仙茅、仙灵脾温补肾阳；水肿、小便频数者，加泽泻、车前子温阳利水；偏于肾阴亏虚、虚火上炎潮热面赤者，可去党参，加牡丹皮、知母、黄柏滋阴泻火；兼见头晕耳鸣、头部不自主颤抖者，加天麻、钩藤平肝息风。

7. 瘀血阻络

症状：头痛剧烈，痛如锥刺，固定不移，绵绵不愈，时发时止，昼轻夜重，头晕头胀、心悸，或有头部外伤史。舌紫黯，或有瘀斑、瘀点，苔薄白，脉细或细涩。

治法：活血化瘀。

方药：桃红四物汤加减。

常用中药：桃仁、红花、川芎、赤芍、当归、生地黄、全蝎、蜈蚣、藁本、甘草。

加减：头痛遇冷加重者，加肉桂、细辛温经通络；贼风久潜者，加羌活、独活祛风通络；乏力者，加党参、黄芪、炒白术健脾益气；痛于前额者，加葛根、白芷；痛于两侧者，加柴胡、黄芩；痛于巅顶者，加吴茱萸。

（六）临证经验

1. 中西联合用药

古人云"治病之难，难于识病也"。对头痛患者，孙久林主张首先应进行生化及头颅CT影像学检查，排除脑出血、颅内感染性疾病等西医器质性疾病所致的头痛，避免延误病情。如对高血压所致头痛患者，可联合加用降压药；对紧张性头痛患者，常联合抗焦虑药物。中西医结合用药，取长补短，提高疗效。

2. 重视引经药的应用

古人云："引经之药，剂中用为向导，则能接引众药，直入本经，用力寡而获效捷也。"孙久林临床治疗头痛，在脏腑辨证准确的基础上，常根据头痛的部位，结合经络循行路线，选用不同的引经药物，进行分经论治，从而显著提高临床疗效。正如朱丹溪所云："头痛须用川芎，如不愈各加引经药，太阳川芎，阳明白芷，少阳柴胡，太阴苍术，少阴细辛，厥阴吴茱萸。"孙久林的用药体会是太阳经头痛，选用川芎、葛根、羌活、独活；阳明经头痛，选用葛根、白芷、蔓荆子；少阳经头痛，选用川芎、柴胡、黄芩；厥阴经头痛，选用吴茱萸、藁本；少阴经头痛，则选用细辛。

3. 重视虫类药应用

若患者头痛日久不愈或痛势较剧，表现为头痛如锥刺，部位固定不移，孙久林考虑为"久病入络"所致，治疗时在辨证论治的基础上，因病邪较深需配伍搜风通络之力较强的虫类药，如全蝎、蜈蚣、僵蚕、土鳖虫、地龙等，以走窜搜剔，祛瘀通络止痛，使疗效倍增。但虫类药物性多辛香温燥，功猛性悍，有毒，易耗散气阴，因此不易久服，处方中孙久林常用1~2味，取小剂量，必要时交替使用，并配伍沙参、麦冬、生地黄等滋阴之品，以防温燥伤阴，但对于虚证头痛者应当慎用。

4. 善用风药

孙久林在辨证治疗头痛的基础上加用风药是遵循李中梓《医宗必读》"凡头痛皆以风药治之者……高巅之上，惟风可到"之理。外感头痛常佐用祛风药，即使是气血不足所致的内伤头痛，也常配伍祛风药，以增强疗效，如加葛根、蔓荆子、薄荷、防风等以清利头目。因肾水不足，肝阳偏亢所致者，可加息风之品，如生龙骨、生牡蛎。

5.重视调摄及情志致病

随着现代生活、工作节奏的加快，临床上有部分头痛患者多由情志因素诱发或加重，即所谓欲怒伤肝，引动肝火，因此要重视对这类患者在治疗的同时辅以心理治疗，使其肝气条达，维持良好的心态，缓解不良情绪刺激，并可酌情加用柴胡、郁金、香附等疏肝解郁之品。对睡眠不佳者，孙久林常配伍理气安神之品，如酸枣仁、夜交藤等。若因外感头痛所致，常嘱患者适寒温，慎起居，护脾胃，强体质，抵御外邪侵袭。

（七）善用药对

1.天麻配钩藤

天麻味甘、辛，性平，具有清热平肝、祛风通络、息风止痉的作用，常用于治疗虚风内动、风阳上扰所致的眩晕、头痛等。钩藤味甘，性平，具有清肝热、息肝风的作用，常用于治疗肝热、肝风而致的惊痫抽搐等。二药配伍，可增强平肝息风之力。孙久林常用天麻15g，钩藤15g相须配伍，治疗头痛、眩晕，面红目赤、失眠等证属肝阳上亢所致的头痛。

2.当归配川芎

当归味辛、甘，性温润，具养血补血、调肝缓急、散瘀行滞之功；川芎味辛，性温，具有祛风活血、行气止痛的功效，作为血中之气药又可助清阳之气上行头目，为治头痛的要药。当归以养血为主，川芎以行气为主。二药配伍，补而不滞，效力倍增。孙久林认为，川芎常规剂量使用治疗头痛往往效果不理想，应当重用，常规用20～30g，重用则至60g，以增强其活血止痛的功效。

3. 桑叶配菊花

桑叶味苦、甘，性寒，入肝、肺经，能疏风解表，清肺润燥，清肝明目。菊花味苦、甘，性凉，入肺、肝经，能疏散风热，平肝息风。二药配伍，共奏疏风清热、清利头目、清肝火之效。孙久林常用桑叶15g，菊花15g相须配伍，治疗肝火内盛证伴头目风热之头痛。

4. 蜈蚣配全蝎

蜈蚣味辛，性微温，走窜之力强，入肝经，既能平肝息风止痉，又能祛风通络止痛，用于治疗顽固性头痛。全蝎味辛、甘，性微温，有毒，入肝经而搜风，其走窜之力最速，擅息风止痉，通络止痛，攻毒散结，凡气血凝集之处皆能开之。二药配伍，具有平肝息风、破血行气、通络止痛的作用，孙久林常以二药伍用，作为治疗肝阳上亢、肝风内动所致顽固性头痛的要药。

（八）临床医案

医案1

孙某，女，43岁，2018年11月10日初诊。主诉：头痛两周。患者两周前受风寒开始出现头痛，以右侧为著，伴有项背部不适、恶风，口不渴，曾自行口服止痛片及采用拔火罐治疗，头痛有减轻，但未能完全缓解，饮食、睡眠、二便可。舌淡，苔薄白，脉浮紧。查生化未见异常。头颅CT提示双侧基底节区腔隙性脑梗死。TCD示双侧大脑前、中动脉血流速度略增快。辨证属风寒头痛。治以疏风散寒。

处方：

川芎30g　白芷20g　羌活15g　细辛3g　荆芥15g

防风15g　葛根30g　当归15g　薄荷10g　甘草10g

7剂，水煎服，日1剂，分两次温服。

二诊：药后头痛大减，再服14剂以巩固疗效。

【按】患者外感风寒之邪，寒凝血涩，经脉瘀滞，血瘀不畅，不通则痛，故发为头痛。风寒之邪伤于肌表，腠理开阖失司，故见恶风。因此以疏风散寒立法，方选川芎茶调散加减。方中川芎用量最大，其"上行头目，下调经水，中开郁结，为血中气药"，具有祛风活血、行气止痛功效，作为血中之气药又可助清阳之气上行头目，为治头痛的要药，配伍当归补而不滞，二药合用取"治风先治血，血行风自灭"之意。现代药理学研究也证实当归具有多种药理学效应，如抗血栓、抑制血小板聚集、改善脑供血、镇痛、镇静等。如患者项背部不适，可加用葛根解肌升阳。方中佐以羌活，共奏祛风通络止痛之效。同时嘱患者避风寒，竟收全功。

医案2

患者姜某，男，66岁，退休教师。2018年10月12日初诊。主诉：阵发性头痛三年余。患者近两年来反复发作头痛，以两侧颞部胀痛为主，遇情志不遂后加重，甚时需服止痛片以减轻疼痛，伴头晕，心烦，口干苦，失眠多梦，大便秘结，曾在当地医院门诊治疗，诊断为血管神经性头痛，给予口服维生素B_1、多虑平等药物治疗，效果不佳。患者平素性格急躁易怒，舌质红，苔薄黄，脉弦。查头颅CT未见异常。既往有高血压病史，平素口服盐酸贝那普利10mg，每日1次，血压波动在140~160/80~100mmHg。辨证属肝阳上亢。治以平肝潜阳。

处方：

天麻15g　钩藤15g　石决明20g　栀子15g　黄芩15g

桑寄生20g　杜仲20g　牛膝15g　益母草20g　茯神20g

夜交藤20g　葛根20g　白芷15g

7剂，水煎服，日1剂，分两次温服。

二诊：头痛减轻，但睡眠欠佳，原方加用生龙骨20g，生牡蛎20g续服7剂。同时嘱患者放松心情，减轻焦虑紧张等情绪。

三诊：头痛明显好转，睡眠改善，血压较前下降，守上方续服7剂以巩固疗效。

【按】患者反复发作头痛三年不愈，应为内伤头痛。因患者平素性情急躁，肝失疏泄，气郁日久，化火生风，上扰清窍，故见头痛、头晕；热扰心神，故见心烦、失眠多梦等症。结合舌质红，苔薄黄，脉弦，辨为肝阳上亢所致头痛。方选天麻钩藤饮合疏风清利之品。二诊中患者睡眠欠佳，加用生龙骨、生牡蛎平肝潜阳、镇惊安神。现代药理学研究表明龙骨与牡蛎具有镇静、催眠的作用。因方药与病证病机均相符，故疗效显著。

医案3

周某，男，65岁，2019年6月22日初诊。主诉：反复发作头痛两年。患者三年前行冠状动脉介入术后开始出现头痛隐隐，痛势不剧，劳累后加重，平素头昏沉不清，体倦乏力，动则汗出，恶风，易感冒，失眠少寐，二便可，舌质淡，苔薄黄，脉大而无力。辨证属清阳不升。治以益气升阳。

处方：

党参20g　生黄芪20g　炒白术25g　陈皮15g　升麻6g

柴胡15g　当归15g　石菖蒲20g　远志15g　防风15g

浮小麦30g　甘草10g

7剂，水煎服，日1剂，分两次温服。

二诊：初服即效，故守前方，共服用28剂，头痛头晕、自汗恶风等诸症基本消失。随访半年自觉体质明显增强，感冒亦很少发生。

【按】患者反复发作头痛两年不愈，应为内伤头痛。大病之后素体亏虚，脾胃虚弱，气虚则清阳不升，头窍失养，不荣则痛，引发头痛。肺气不足，表虚不固，腠理开泄失常而致汗出、恶风、易感冒。结合舌质淡，苔薄黄，脉大而无力，辨证为清阳不升证所致头痛。方选补中益气汤加减，佐以疏风开窍之品，升阳开窍，标本兼顾，故疗效显著。

医案4

宋某，男，52岁，主诉：头痛7年。2019年3月15日初诊。患者阵发性头痛，痛彻巅顶，昼轻夜重，甚则彻夜不寐，影响工作及生活，月经正常，纳差，睡眠欠佳，二便可。曾行头颅CT、头部MRI、TCD及生化检查，均未见异常。舌紫暗有瘀点，苔薄白，脉细涩。辨证属瘀血阻络。治以活血化瘀。

处方：

桃仁15g　红花15g　川芎30g　赤芍15g　当归15g

生地黄20g　全蝎6g　蜈蚣10g　藁本5g　甘草10g

7剂，水煎服，日1剂，分两次温服。

二诊：药后头痛大减，但睡眠欠佳，上方中加用夜交藤20g，再服14剂以巩固疗效。

三诊：头痛未再发作，睡眠改善。随访至今未再复发。

【按】患者头痛7年，病程较长，正所谓"久病入络"所致。因此以活血化瘀立法，方选桃红四物汤加减，活血养血，以活血为主。因病势较深，加用全蝎、蜈蚣搜风通络止痛。现代药理研究亦证实，全蝎具有明显镇痛作用。"头为诸阳之会，高巅之上，惟风可到"，故加用藁本祛风止痛。二诊时睡眠欠佳，原方中加用夜交藤养血通络，安神解郁，竟收全功。

（九）现代医学研究进展

1. 中成药治疗

（1）头痛宁胶囊。由天麻、土茯苓、制何首乌、当归、防风、全蝎组成，具有息风涤痰、逐瘀止痛功效，用于偏头痛、紧张性头痛属痰瘀阻络证所引起的头痛。

（2）养血清脑颗粒。由当归、川芎、白芍、熟地黄、钩藤、鸡血藤、夏枯草、决明子、珍珠母、延胡索、细辛组成，具有养血平肝、活血通络功效，用于血虚肝旺所致的头痛、眩晕眼花、心烦易怒、失眠多梦等症。

（3）天麻首乌片。由天麻、白芷、何首乌、熟地黄、丹参、川芎、当归、炒蒺藜、桑叶、墨旱莲、女贞子、白芍、黄精、甘草组成，具有滋补肝肾、养血息风功效，用于肝肾阴虚所致的头痛耳鸣、头晕目眩、腰膝酸软、脱发、白发等症。

（4）镇脑宁胶囊。由猪脑粉、细辛、丹参、水牛角浓缩粉、川芎、天麻、葛根、藁本、白芷组成，具有息风通络功效，用于风邪上扰引起的头痛头昏、恶心呕吐、视物不清、肢体麻木、耳鸣等症。

（5）丹珍头痛胶囊。由高原丹参、夏枯草、川芎、当归、白芍、熟地黄、珍珠母、鸡血藤、菊花、蒺藜、钩藤、细辛组成，具有平肝息风、散瘀通络、解痉止痛功效，用于肝阳上亢、瘀血阻络所致的头痛、烦躁易怒、背痛颈酸。

2.针灸治疗

近年来，中医运用针灸治疗头痛，因其具有效果显著、绿色安全等优点，受到越来越多人的重视。一般以局部取穴为主，辅以循经远端取穴，总结得出百会、风池、合谷、太阳、阿是穴等为治疗头痛的有效、常用穴位。邹胜采用针灸治疗偏头痛，按照患者头痛部位的邻近到远处的穴位进行配取：取合谷穴（双侧）、太冲穴（双侧）、中渚穴（双侧）、侠溪穴（双侧）、天井穴（双侧）、头维穴（患侧）、率谷穴（患侧）、太阳穴（患侧）、正营穴（患侧）、百会穴进行治疗，结果显示针灸对偏头痛患者的治疗具有显著疗效[1]。薛丽霞采用针灸治疗偏头痛，对典型偏头痛者选取列缺，对普通型偏头痛者选取太冲，对特殊型偏头痛者选取太阳穴和风池穴治疗，结果显示头痛症状都有减轻[2]。王克俭等采用浮针配合通窍活血汤治疗血管性头痛，结果提示针药并用，疗效显著，且无不良反应[3]。朱晓蕾采用针药并用治疗紧张性头痛，通过辨证选穴，选取百会、太阳、风池、阿是穴等穴位进行针刺，结果显示针刺组疗效优于药物组，提示在辨证取穴的基础上，采用针灸治疗，可在临床广泛推广[4]。王懿娜等采用针灸治疗紧张型头痛，选取上脘、中脘、下脘、气海、足三里、天枢、内关等穴位为主穴进行针刺治疗，隔日治疗1次，每周3次，结果显示针灸治疗在改善患者头痛程度、频率、持续时间及复发率等方面疗效显著[5]。

2.其他治疗

（1）拔罐疗法。李虹运用刺络拔罐法加针刺治疗顽固性头痛，刺络拔罐取大椎、肝俞、膈俞；针刺根据辨证取穴原则，配合耳穴取脑点、脑干、神门、肝、肾、三焦、太阳、枕、额、交感为主，结果显示两者配合治疗可明显缓解头痛[6]。

（2）耳背刺络放血疗法。刘清国等以"络脉理论"为基础，运用耳背刺络放血治疗各类顽固性头痛，发现刺络放血疗法能有效缓解头部压力、清利官窍[7]。

参考文献

［1］邹胜．针灸治疗偏头痛50例临床疗效观察［J］．中国民族民间医药，2014，23（12）：51-52．

［2］薛丽霞．针灸治疗偏头痛32例临床观察［J］．实用中医内科杂志，2013，27（23）：79-80．

［3］王克俭，王宇明，王猛．浮针配合通窍活血汤治疗血管性头痛30例［J］．内蒙古中医药，2014，33（13）：42．

［4］朱晓蕾．针刺治疗紧张型头痛的临床研究［D］．武汉：湖北中医药大学，2013．

［5］王懿娜，赵征宇，陈岷，等．"老十针"治疗慢性紧张型头痛的疗效观察［J］．上海针灸杂志，2018，37（9）：1003-1006．

［6］李虹．刺络拔罐法加针刺治疗顽固性头痛21例［J］．中日友好医院学报，2005，19（4）：249-250．

［7］白硕，刘清国．刘清国教授耳背刺络放血治疗头痛临床经验举隅［J］．中医临床研究，2016，8（27）：57-58．

七、中风

（一）定义及临床表现

中风指由于气血逆乱，产生风、火、痰、瘀，导致脑脉痹阻或血溢于脑外，以突然昏仆，不省人事，或不经昏迷而出现半身不遂，口眼歪斜，舌謇不语，偏身麻木为主症的一类疾病。

中风根据病情轻重和病位深浅分为中经络和中脏腑。中经络一般无神志改变，表现为不经昏仆而突然发生口眼歪斜、舌謇不语、半身不遂、偏身麻木等症。中脏腑则昏不知人，或神志昏蒙，伴见肢体不用。

（二）病因病机

中风多是在内伤积损的基础上，复因劳逸失度、情志不遂、饮食不节或气候变化等诱发，引起脏腑阴阳失调，血随气逆，神窍闭阻。本病病位在心、脑，与肝、肾密切相关，主要病机为阴阳失调，气血逆乱。本病病性属于本虚标实，肝肾阴虚、气血衰少为致病之本，风、火、痰、气、瘀为发病之标。急性期，多以标实证候为主；恢复期及后遗症期，多虚实夹杂，或以本虚为主。

（三）辨证要点

1. 辨中经络、中脏腑

中经络者虽有半身不遂、口眼歪斜、言语不利等症状，但意识清楚；中脏腑者则昏不知人，或神志昏蒙，伴见肢体不用。

2. 中脏腑者辨闭证与脱证

闭证属实，因邪气内闭清窍所致，症见神志昏迷、牙关紧闭、口噤不开、两手握固、肢体强痉等。脱证属虚，乃为五脏真阳散脱，阴阳即将离决之候，临床可见神志昏愦无知、目合口开、四肢松懈瘫软、手撒肢冷汗多、二便自遗、鼻息低微等。闭证常见于骤起，脱证则由闭证恶变转化而成，并可见内闭外脱之候。

3. 闭证者辨阳闭和阴闭

阳闭有瘀热痰火之象，如身热面赤、气粗鼻鼾、声如拽锯，便秘溲黄、舌苔黄腻、舌绛干，甚则舌体卷缩，脉弦滑而数。阴闭有寒湿痰浊之征，如面白唇紫、痰涎壅盛、四肢不温、舌苔白腻、脉沉滑等。

4. 辨病期

根据病程长短，中风分为三期。急性期为发病后两周以内，中脏腑可至一个月；恢复期指发病两周后或一个月至半年内；后遗症期指发病半年以上。

（四）辨证分型

1. 中经络

（1）肝阳上亢、风阳上扰

症状：半身不遂、口眼歪斜，舌强语謇或不语，偏身麻木，眩晕头痛，面红目赤，口苦咽干，心烦易怒，尿赤便干，舌质红或红绛，舌苔薄黄，脉弦有力。

治法：镇肝息风、滋阴潜阳。

主方：镇肝息风汤加减。

常用中药：怀牛膝、代赭石、龙骨、牡蛎、白芍、玄参、龟板、天冬、茵陈、川楝子、生麦芽、甘草。

肝阳上亢甚者加天麻、钩藤以增强平肝息风之力；心烦甚者加栀子、黄芩以清热除烦；头痛较重者加羚羊角、石决明、夏枯草以清息风阳；痰热较重者，加胆南星、竹沥、川贝母以清热化痰。

（2）风痰瘀血、痹阻脉络

症状：半身不遂，口眼歪斜，舌强语謇或不语，偏身麻木，头晕目眩，舌质暗淡，舌苔薄白或白腻，脉弦滑。

治则：祛风化痰通络。

主方：真方白丸子加减。

常用中药：半夏、胆南星、白附子、天麻、全蝎、当归、白芍、鸡血藤、豨莶草。

年老体衰者，加黄芪以益气扶正；言语不清者，加菖蒲、远志祛痰开窍；痰瘀交阻，舌紫有瘀斑者，酌加牡丹皮、桃仁、红花、赤芍等活血化瘀。

（3）气虚血瘀

症状：半身不遂，口眼歪斜，言语謇涩或不语，偏身麻木，面色㿠白，气短乏力，口流涎，自汗出，心悸便溏，手足肿胀，舌质暗淡，舌苔薄白或白腻，脉沉细、细缓或细弦。

治则：益气活血。

主方：补阳还五汤加减。

常用中药：生黄芪、当归尾、川芎、赤芍、桃仁、红花、地龙。

如半身不遂较重加桑枝、穿山甲、水蛭等药加重活血通络、祛瘀生新作用；言语不利甚者加菖蒲、远志以化痰开窍；手足肿胀明显者加茯苓、泽泻、薏苡仁、防己等淡渗利湿；大便溏甚者去桃仁加炒白术、山药以健脾；腰膝酸软者，加川断、桑寄生、杜仲以壮筋骨，强腰膝。

（4）阴虚风动

症状：半身不遂，口眼歪斜，舌强语謇或不语，偏身麻木，烦躁失眠，眩晕耳鸣，手足心热，舌质红绛或暗红，少苔或无苔，脉细弦或细弦数。

治则：滋阴息风。

主方：大定风珠加减。

常用中药：鸡子黄、阿胶、地黄、麦冬、白芍、龟板、鳖甲、五味子、炙甘草。

如偏瘫较重者，可加牛膝、木瓜、地龙、蜈蚣、桑枝等通经活络之品；如舌质暗红、脉涩有血瘀证时，加丹参、鸡血藤、桃仁、地鳖等以活血祛瘀；言语不利甚者加菖蒲、郁金、远志开音利窍。

（5）痰热腑实

症状：半身不遂，口眼歪斜，言语謇涩或不语，头痛目眩，偏身麻木，咯痰或痰多，痰色黄或黏稠，腹胀，口干，口臭，便干或便秘，舌质红，苔黄腻，脉弦滑。

治法：化痰通腑。

主方：蒌星承气汤。

药物：瓜蒌、胆南星、大黄、芒硝等。

2.中脏腑

（1）闭证

①痰热内闭

症状：神志昏蒙，半身不遂，口眼歪斜，言语謇涩或不语，鼻鼾痰鸣，肢体拘急，躁扰不宁，舌红，苔黄腻，脉弦滑而数。

治法：清热化痰，醒脑开窍。

方药：羚角钩藤汤加减。

常用中药：羚羊角粉、生石决明、夏枯草、菊花、龟板、生地黄、牡丹皮、白芍、天竺黄、胆南星。或灌服、鼻饲安宫牛黄丸。

②痰蒙清窍

症状：神志昏蒙，半身不遂，口眼歪斜，言语謇涩或不语，痰鸣漉漉，面白唇暗，肢体瘫软，手足不温，静卧不烦，舌质紫暗，苔白腻，脉沉滑而缓。

治法：燥湿化痰，醒神开窍。

代表方：涤痰汤加减。

常用中药：半夏、茯苓、橘红、竹茹、郁金、菖蒲、胆南星、天麻、钩藤、僵蚕。或灌服、鼻饲苏合香丸。

（2）脱证（阴竭阳亡）

症状：突然昏仆，不省人事，目合口张，鼻鼾息微，手撒肢冷，汗多，大小便自遗，肢体软瘫，舌痿，脉细弱或脉微欲绝。

治法：回阳救逆，益气固脱。

代表方：参附汤合生脉散加味。

常用中药：人参、附子、麦冬、五味子、山萸肉。

（五）临证经验

1. 注重益气活血

在中风急性期、恢复期及后遗症期的治疗上，孙久林注重益气活血，善用补阳还五汤加减。对气虚明显者，加大生黄芪的剂量，常用至45～90g，增加党参，如患者肢体拘急，处方中增加木瓜、伸筋草；如患者肢体麻木，处方中增加水蛭、全蝎、僵蚕等虫类药；如患者言语不利及意识昏蒙，处方中增加菖蒲、远志等开窍药。

2. 善用虫类药

孙久林在辨证分型治疗中风病的基础上还擅用虫类药。虫类药如水蛭、地龙、全蝎、蜈蚣、僵蚕等能息风止痉，且其性走窜，擅搜剔留滞经络间之风邪，同时能去瘀生新止痛，还能缓和脉络之拘急。

3. 配合辛香开窍药

孙久林在辨证分型治疗中风病的基础上常配合辛香开窍药。辛香开窍药入心经，药性有寒热之分，前者有冰片、牛黄，后者有麝香、苏合香、安息香、石菖蒲，多用于出现昏迷、言语不利、头晕头痛等症状的中风急性期患者。

（六）善用药对

1. 天麻配钩藤

天麻甘平柔润，息风止痉力强，尤长于平肝息风，宜于虚风内动、风痰上扰所致的眩晕、四肢麻木、抽搐。钩藤轻清微寒，入肝、心包经，长于清肝热、息肝风，宜于肝阳上亢、肝风内动所致惊痫抽搐等。二药相须配对，可使平肝息风之力倍增。

2. 钩藤配石决明

钩藤，味甘，性微寒，归肝、心包经，具有息风止痉、清热平肝的作用，多用于肝火上炎、肝阳上亢、热盛动风等证；石决明，味咸，性寒，入肝、肺经，能平肝潜阳，清肝明目，可清肝火、益肝阴，用于肝阳上亢之头晕目眩、惊风抽搐等证。两药配伍，潜阳之力专，能平息阳化之风动。

3. 川芎配鸡血藤

川芎乃"血中气药"，具有行气活血之功，而鸡血藤除具行气补血之效外，还有舒经通络之效，两药配伍，能加强行气活血通络的作用。

4. 白芥子配僵蚕

白芥子辛散走窜，能利气豁痰通络，善治皮里膜外之痰。僵蚕乃为血肉有情之品，善于行走，能够"剔络搜邪"，可息风止痉化痰。两药配伍，可加强息风化痰通络之功效。

5. 丹参配当归

丹参微寒，具有养血安神、活血祛瘀之功，临床常用于祛除阻滞于脏腑经络的瘀血。当归可补血活血，为理血要药。两药相配，一寒一温，活血而不伤正。

6. 巴戟天配鹿茸

巴戟天温补肾阳，祛风除湿；鹿茸温补肾阳，填益精血，两者配伍可补火助阳，填补肝肾之精血，对于肝肾不足、精血亏虚所致的中风尤为适宜。

7. 菖蒲配远志

石菖蒲芳香辛温，能开窍宁神，化痰祛浊，适于痰浊闭窍及湿阻中焦等证。远志味苦而温，能祛痰开窍，宁心安神。两药同归心经，均具有祛痰开窍之功，但石菖蒲偏于辛散以宣其痰湿，远志偏于苦降以定上逆之痰滞。二药合用，相得益彰。

（七）临床医案

医案1

高某，男，77岁，主因"言语不利一年，加重伴双下肢乏力一天"于2018年11月2日就诊。一年前患急性脑梗死，经治疗遗留言语不利。一天前言语不利较前加重，伴双下肢乏力。刻下症：舌謇语涩，双下肢乏力，头晕，时有口角流涎。舌淡，苔白滑，脉细滑，尺脉沉。头颅CT：双侧基底节及侧脑室体旁腔隙性脑梗死。中医诊断：复中风，辨证属下元虚衰，痰浊阻窍。治以补肾化痰，开窍醒神。

处方：

熟地黄10g　山茱萸15g　肉苁蓉20g　巴戟天15g　石菖蒲15g

远志10g　茯苓20g　陈皮10g　法半夏9g　枳实10g

胆南星6g　白附子6g　全蝎3g　地龙10g　生甘草10g

中药免煎颗粒7剂，每日1剂，早晚分服。

二诊：患者言语较前清晰，双下肢行走较前有力。舌淡红，苔白，脉细滑。继服7剂，方药同前。

三诊：患者言语恢复至平素水平，双下肢无明显乏力，舌淡红。苔薄白，脉细弱。前方去石菖蒲、远志、胆南星、白附子，加生黄芪30g，赤芍15g，当归15g。

四诊：患者觉全身较前有力气。

【按】患者年老，中风后下元虚衰，精气不能上承，痰浊随虚阳上泛堵塞窍道，故舌謇语涩、口角流涎；下元虚衰加痰浊痹阻，故双下肢乏力。舌淡，苔白滑，脉细滑为虚象加痰浊之象，治宜补肾化痰，开窍醒神，以地黄饮子合导痰汤加减。熟地黄、山茱萸滋补肾阴，肉苁蓉、巴戟天温壮肾阳；石菖蒲与远志、茯苓合用，是开窍化痰、交通心肾的常用组合；陈皮、半夏、茯苓、枳实、胆南星化痰行气；白附子祛风痰，息风止痉，全蝎、地龙息风止痉、活血祛瘀通络。

医案2

张某，男，59岁，2019年12月25日就诊。高血压三年，未系统诊治。一月前突发言语不能及左侧肢体活动不能，曾在外院治疗，诊断为"急性脑梗死"，具体不详，经治疗遗留言语不清，左侧肢体活动不利。左上肢肌力Ⅳ级，左下肢肌力Ⅲ级，腰软无法坐起，气短神疲，二便如常，舌质暗淡，苔白，脉浮软无力。中医诊断：中风-中经络。辨证属气虚血瘀，脉络瘀阻。治以益气活血，通经活络。

处方：

生黄芪60g　赤芍15g　当归15g　地龙10g　桃仁10g

红花10g　川芎10g　鸡血藤30g　桂枝15g　水蛭10g

牛膝15g　炙甘草15g

中药免煎颗粒7剂，日1剂，早晚分服。

二诊：患者腰部较前有力量，但仍不能自行坐起，左下肢肌力Ⅳ级，舌暗淡，苔白，脉象较前有力。前方去水蛭，生黄芪加量至100g，加菟丝子20g，盐杜仲15g，山药20g，茯苓20g，炒白术20g，中药免煎颗粒7剂，日1剂，早晚分服。后电话回访，患者能在床上自行坐起。

【按】中风恢复期多邪已去，唯正气不足，气虚脉络瘀阻，肢体肌肉失于气血濡养。方中重用黄芪大补脾肺之气，滋气血生化之源，气行则血行。川芎、桃仁、红花、赤芍、地龙、水蛭能活血通络，鸡血藤合川芎加强行气活血通络之力，桂枝温经通脉，牛膝强筋壮骨。全方合用使气旺血行络通。"腰为肾之府"，故加用补肾强腰膝之品，同时因补药有滋腻碍脾之弊，故加山药、茯苓、炒白术健脾化浊。

医案3

高某，男，62岁，于2018年9月6日入院，当日突发跌倒，后意识障碍，半身不遂，查头颅CT未见出血灶。入院症见：嗜睡，言语不清，右侧肢体活动不能，饮水呛咳，喉中痰鸣，面赤，腹部胀满，舌质暗红，苔黄腻，脉弦滑。中医诊断：中风-中脏腑。辨证属痰热内闭。治以清热化痰，醒脑开窍。

处方：

羚羊角片3g　钩藤12g　生石决明15g　夏枯草10g　菊花6g

白芍15g　生地黄30g　胆南星6g　瓜蒌30g　大黄6g

菖蒲15g　远志15g

中药免煎颗粒，鼻饲，每日1剂。

同时静滴西药改善脑代谢。3天后患者神志转清，言语不利，右侧肢体仍不能活动，期间排大便一次，黏腻臭秽量多，腹部胀满缓解，舌暗红，苔微黄腻，脉弦滑。继服3剂后，患者右侧肢体能自主活动，肌力Ⅱ级，言语不利同前，大便溏泻，舌暗红，苔黄，脉弦。前方去胆南星、瓜蒌、大黄，生地黄减至15g，加生黄芪50g，知母20g，赤芍15g，当归15g，地龙10g，服用5天后，患者言语不利较前改善，右侧肢体肌力Ⅲ

级，大便正常，舌暗红，苔薄黄，脉弦。上方去羚羊角片，余药物同前。患者症状逐渐好转。

【按】本例中风急性期患者平素性情急躁易怒，肝郁化火，且形体偏胖，饮食不节，痰湿内蕴，此次因痰浊夹肝风蒙蔽清窍，痰热内蕴，蒙蔽心神。治疗宜化痰开窍醒神，方选羚角钩藤汤合星蒌承气汤加减。方中羚羊角、钩藤凉肝息风，石决明清肝热，平肝潜阳，夏枯草、菊花清泻肝火，生地黄、白芍滋阴增液，柔肝舒筋，胆南星、瓜蒌清热化痰，大黄通腑泻热兼以祛瘀，菖蒲、远志开窍醒神。口服3剂后，邪气已衰，减少祛邪药物，加入扶正药物，生黄芪、赤芍、当归、地龙均为益气活血之补阳还五汤中的药物，生黄芪甘温补气，知母甘寒清润，可制黄芪之温性，使补而不助热。

医案4

林某，男，78岁，2018年11月3日就诊，患者卒中后遗症10余年，遗留左侧肢体活动不利，左上肢拘急挛缩，言语謇涩，口角流涎。近3天患者左侧上肢麻木并逐渐加重，口角流涎较前加重，大便干结，舌紫暗，少苔，脉弦细。查头颅CT：多发腔隙性脑梗死。中医诊断：复中风-中经络。辨证属阴虚风动。

处方：

龟板20g　熟地黄15g　白芍15g　阿胶6g　当归15g

五味子10g　赤芍15g　地龙10g　鸡血藤20g　全蝎3g

豨莶草15g　麻子仁25g

中药颗粒7剂，冲服，日1剂。

二诊：患者左上肢麻木减轻，口角流涎较前减轻，大便基本正常。舌紫暗，少苔，脉弦细。效不更方，患者继服7剂后痊愈。

【按】本例患者老年体弱，肝肾不足，阴虚筋脉失养，虚风内动，属中风之阴虚风动证，治以滋阴息风，方选大定风珠加减，再加熟地黄滋补肝肾，当归、赤芍养血活血，地龙、全蝎、鸡血藤活血通络，豨莶草舒筋通络。

（八）现代医学研究进展

中风是中医学对急性脑血管疾病的统称，包括西医学的脑出血、脑血栓、脑栓死、短暂脑缺血发作等病。对于中风急性期的治疗，西医占主要优势；对于中风恢复期及后遗症期的治疗，中药、针灸及康复理疗等中医治疗手段则具有较好的临床疗效。多项研究表明，补阳还五汤治疗中风的疗效确切，沈晓春的研究表明补阳还五汤加减能显著改善中风恢复期患者的功能独立性评分及改良后Rankin评分情况，李闯等对卒中后遗症患者使用补阳还五汤配合针灸治疗，发现治疗组患者的Fugl‐Meyer运动功能评分、ADL评分比对照组高，且NIHSS评分、中医证候积分比对照组降低，表明使用补阳还五汤配合针灸治疗，可以有效改善患者的卒中后遗症，促进患者生活自理[1,2]。周建国应用补阳还五汤联合中风敷脐方外敷治疗急性期中风，发现能降低NIHSS评分，表明可有效改善患者神经功能[3]。崔艳莹在西药治疗的基础上应用星蒌承气汤治疗脑梗死总有效率达94.55%，且患者治疗后神经功能缺损评分明显低于对照组，表明星蒌承气汤可有效提升脑梗死患者的治疗效果，并改善其血脂指标[4]。豆华明等研究表明涤痰汤加味治疗可显著改善中风失语症状[5]。刘雅莉等研究表明通窍活血汤可治疗中风后认知障碍，补虚通窍，疗效显著[6]。

参考文献

［1］沈晓春. 补阳还五汤加减治疗中风偏瘫40例疗效观察［J］. 内蒙古中医

药，2018，37（2）：25-26.

　　［2］李闯，常瑞珂，王凯飞. 补阳还五汤配合针灸治疗卒中后遗症疗效观察［J］. 深圳中西医结合杂志，2020，30（13）：45-46.

　　［3］周建国. 补阳还五汤联合中风敷脐方外敷治疗急性期中风的临床疗效观察［J］. 中医临床研究，2018，10（25）：81-83.

　　［4］崔艳莹. 星蒌承气汤治疗脑梗死55例. 现代中医药，2018，38（2）：21-23.

　　［5］豆华明，周红，董超. 涤痰汤加味治疗中风失语疗效观察［J］. 实用中医药杂志，2019，35（7）：800-801.

　　［6］刘雅莉，郭健，孙伟娟，等. 通窍活血汤治疗中风后认知障碍疗效研究［J］. 中华全科医学，2020，18（9）：1560-1562.

八、郁证

（一）定义

郁证指由于精神情志异常变动引起的以气机阻滞为核心病机的一类病证，有广义和狭义之分。广义的郁证泛指外感六淫、内伤七情引起的脏腑功能失调，包括气、血、痰、火、湿、食等病邪壅塞气机所致的病证。狭义的郁证是由于情志不舒、七情所伤而致气机郁滞的病证。中医学中的郁证包括西医学中的抑郁症、焦虑症、癔病、更年期综合征等疾病。郁证常与不寐、脏躁、梅核气、奔豚气等并见。

（二）临床表现

气、血、痰、火、湿、食是广义的郁证的六种病理类型，临床常兼夹出现。气郁多表现为善太息、胁肋胀痛，脉弦；血郁表现为痛有定处、肌肤甲错，舌质暗，有瘀斑；痰郁表现为体胖痰多、咽中如有炙脔，舌苔腻，脉滑；火郁表现为口干、口苦、口疮、大便干，舌质红，苔黄，脉弦数；湿郁表现为胸脘痞满、身重，舌质淡，苔白腻；食郁表现为嗳腐吞酸、口臭、食少腹满，舌苔腻，脉滑。狭义的郁证则以心情抑郁、情绪不宁、胸部满闷、胁肋胀满，或易怒喜哭，或咽中如有异物梗塞、失眠等为主要临床表现。

（三）病因病机

郁证的病因为情志内伤，基本病机为情志不遂导致的肝郁气滞。郁证的发生与肝的关系最为密切，常涉及心、胆、脾、肾多脏。肝主谋虑，藏血，其性主疏泄，喜条达舒畅，在五志为怒，东方属肝木，主万物之生发。肝体阴而用阳，以血为体，以气为用，情志不遂可引起肝的疏泄功能失常，导致肝郁气滞。"见肝之病，知肝传脾"，肝郁乘脾可导致脾胃升降失常，脾胃虚弱，脾脏受损后常心脉失养，导致心血不足。"百病皆兼郁，久郁必化火"，肝气久郁易化热，母病及子，导致心肝火旺。"怒气泄，则肝血必大伤；怒气郁，则肝血又暗损。怒者，血之贼也。"病情迁延者，肝郁及肝火耗伤阴血，心阴不足，心神失养，肝肾同源导致肾阴虚损，出现肝肾阴虚。

（四）辨证要点

1. 辨六郁

依据气、血、痰、火、湿、食六郁的临床表现容易辨别。

2. 辨脏腑

气郁、血郁、火郁主要关系于肝；痰郁、湿郁、食郁主要关系于脾；久病多虚，又与心、肾关系最为密切。

3. 辨虚实

新病多实，久病多虚。气、血、痰、火、湿、食等郁属实，病久易耗伤正气，心脾两伤、心神失养属虚。另外，病久虚实夹杂者也不少见，临床需辨别虚实之主次。

（五）辨证分型

1. 肝郁气滞证

症状：情绪低落，善太息，胁肋胀痛，走窜不定，甚则引及胸背肩臂，乳房胀痛，疼痛每因情志变化而增减，不欲饮食，胸脘痞满，纳少口苦，舌苔薄白，脉弦。

治法：疏肝行气。

方药：柴胡疏肝散加减。

常用中药：陈皮、柴胡、川芎、香附、枳壳、芍药、甘草。

2. 肝郁乘脾证

症状：情绪低落，善太息，食后作胀，嗳气频作，泛恶欲吐，纳呆，腹胀便溏，苔白或腻，脉弦。

治法：疏肝健脾。

方药：逍遥散加减。

常用中药：白术、白芍、陈皮、防风、木香、砂仁、茯苓、山药、甘草。

有腹痛作泻、泻后痛减者，合用痛泻要方；以脾胃虚弱为主，表现为腹胀、纳呆、腹部隐痛者，合用小建中汤。

3. 痰气郁结证

症状：精神抑郁，咽中如有物梗塞，吞之不下，咯之不出，善太息，胸部满闷，程度随着情志波动而变化，舌苔白腻，脉弦滑。

治法：行气开郁，化痰散结。

方药：半夏厚朴汤或苏子降气汤加减。

常用中药：厚朴、紫苏、半夏、茯苓、生姜、当归、甘草。

4. 气郁化火证

症状：性情急躁易怒，胸胁胀痛，口干，口苦，目赤，嘈杂吞酸，失眠多梦，大便干，小便黄赤，舌质红，苔黄，脉弦数。

治法：疏肝解郁，清肝泻火。

方药：丹栀逍遥散加减。

肝火过旺，出现急躁易怒、耳鸣耳聋、口苦、头晕、失眠、大便秘结等，以龙胆泻肝汤或泻青丸加减；痰火内扰心神，出现舌红，苔黄腻，脉弦滑者，以黄连温胆汤加减；气郁化热，少阳枢机不利，出现胸胁满闷、心烦易怒、夜卧难安、口干、咽干，脉弦，以小柴胡汤加减；热象明显者，以柴胡加龙骨牡蛎汤加减。

5. 心神失养证

症状：精神恍惚，悲忧善哭，心神不宁，喜怒无常，舌淡，苔白，脉弦细。

治法：甘润缓急，养心安神。

方药：甘麦大枣汤加减。

常用中药：浮小麦、甘草、大枣。

阴虚内热者，往往出现神志恍惚，沉默寡言，欲食不能食，欲卧不能卧，欲行不能行，有时食之无味，时冷时热，口苦，小便赤等，常用百合地黄汤。

6. 心脾两虚证

症状：多疑善虑，头晕神疲，心悸胆怯，失眠健忘，纳差，面色不华，舌质淡，苔薄白，脉弦细。

治法：健脾养心，补益气血。

方药：归脾汤加减。

常用中药：白术、党参、黄芪、当归、甘草、茯苓、远志、酸枣仁、木香、龙眼肉、生姜、大枣。

有心血不足而不寐者，可合用酸枣仁汤。

7. 心肾阴虚证

症状：情绪不宁，心悸，健忘，失眠，多梦，五心烦热，盗汗，口咽干燥，舌红少津，脉细数。

治法：滋养心肾，养心安神。

方药：天王补心丹合六味地黄丸加减。

常用中药：生地黄、当归、麦冬、天冬、玄参、人参、茯苓、丹参、桔梗、远志、五味子、柏子仁、酸枣仁、山药、山萸肉、泽泻、牡丹皮。

8. 肝肾阴虚证

症状：情绪不宁，急躁易怒，眩晕，耳鸣，目干畏光，视物不明，或头痛且胀，面红目赤，舌干红，脉弦细或数。

治法：滋养阴精，补益肝肾。

方药：滋水清肝饮加减。

常用中药：熟地黄、当归、白芍、酸枣仁、山萸肉、茯苓、山药、柴胡、山栀、牡丹皮、泽泻。

（六）临证经验

1. 重视养血、柔肝、缓肝

肝体阴而用阳，质柔而性刚，以血为体，以气为用，可用甘缓养血育阴之药以益肝体，使其条达和畅。肝病其证常怪戾，捉摸不定，变化多端，呈"苦急"之状，治当"酸以补之""甘以缓之"。芍药甘草汤、甘麦大枣汤即为支持以上理论的经典方剂。孙久林临床上在疏肝、清肝、镇肝的基础上，常配合应用养血、柔肝、缓肝之品，如以当归、白芍、川芎、枸杞子、阿胶养血柔肝，以生甘草、大枣缓肝急。

2. 心肝同治

心藏神，心主神明；肝藏魂，肝主疏泄，调畅情志，心与肝为母子关系，心肝二脏，共同维持人体正常的精神心理活动。《医宗金鉴》曰"心静则藏神，若七情所伤，则心不得静，而神躁不宁也"。孙久林常用方剂有归脾汤、甘麦大枣汤、天王补心丹、酸枣仁汤。尤其对于老年郁证的患者，更注重养肝血、补心血，以大枣、远志、柏子仁、龙眼肉等养心血、安心神，以当归、酸枣仁、阿胶、枸杞子、何首乌等养肝血。

3. 兼顾脾胃

脾胃为后天之本，为气机升降的枢纽。脾藏意，在志为思。脾胃健，则气血化生充足，气血运行通畅，心神安定。依据五行乘侮理论，肝病易犯脾，"见肝之病，知肝传脾，当先实脾"，孙久林常加入调理脾胃药物，未病先防。脾胃有病，可调理脾胃，脾胃无病，加入悦脾和胃之品可助运化，如砂仁、焦神曲、炒麦芽、陈皮等。

（七）善用药对

1. 当归与白芍

当归辛甘而温，补肝血，活血止痛；白芍酸而微寒，养血敛阴，柔肝止痛。二药配伍，辛而不过散，散而不过敛，使补血而不滞血，行血而不耗血，共奏养血柔肝之功。

2. 柴胡与白芍

肝为"体阴用阳"之脏。柴胡辛散，主入气分；白芍酸收，主入血分。柴胡疏泄肝气，和肝之用，白芍养肝血，补肝之体。二药合用，一散一收，舒肝气不致太过而耗肝阴，补肝体不致郁阻气机，碍肝之用。

3. 白芍与甘草

白芍味苦而酸，养血敛阴，柔肝止痛；甘草缓急，补脾胃。二药配伍，酸甘化阴，肝脾同治，共奏缓肝和脾、益血养阴、缓急止痛之功。

4. 香附与川芎

香附辛苦香燥，为行气开郁要药；川芎辛温香窜，走而不守，上行头目，中开郁结，下行血海，旁通经络，行气中血滞，血中气滞。两药配伍，气血并调，共奏行气活血之功效。

5. 香附与郁金

郁金入血则散瘀，入气则疏肝，入心则开窍；香附为气病之总司，故两者相配，既取郁金利血中之气，也取香附行气中之血，共奏调气理血、解郁清心之效。

6. 菖蒲与郁金

菖蒲辛温，除痰，开窍醒神；郁金苦寒，凉血清心，行气解郁，祛瘀止痛。菖蒲以开窍为主，郁金以解郁为要。二药配伍，相互促进，解郁开窍醒神。

7. 川楝子与延胡索

川楝子苦寒，入肝经，清肝火，泻郁热，行气止痛；延胡索辛散温通，活血行气，尤长于止痛。二药配伍，疏肝泻热，活血行气止痛，使气行血畅，肝热消，则疼痛自止。

8. 牡丹皮与栀子

牡丹皮苦寒，色赤入血，可清热、凉血、活血；栀子苦寒，主入气分，泻三焦之火，兼可除烦。二药为伍，主治肝胆郁热之头晕胁痛，口苦咽干，肌肤灼热，心烦不寐，手足心热等。

9. 龙骨与牡蛎

龙骨味甘而涩，性平，入心、肝、肾经，可镇慑浮阳，有重镇安神、收敛固涩之功效；牡蛎味咸，性微寒，入肝、肾二经，具有镇惊安神、平肝潜阳、收敛固涩之功效。二药配伍，相须为用，共收镇惊安神、平肝潜阳、收敛固涩之效。

10. 夜交藤与合欢皮

夜交藤甘平，有养心安神作用；合欢皮性亦甘平，为舒肝解郁、悦心安神之品。二药伍用，共奏舒肝解郁、养心安神之功，体现了心肝同治。

11. 女贞子与墨旱莲

墨旱莲甘、酸而寒，入肝、肾二经，功在补益肝肾之阴，又能凉血止血，补中有清，为清补之品，与女贞子配伍，既能补益肝肾，又能滋阴止血。

（八）临床医案

医案1

韩某，女，46岁，主因"情绪低落、失眠半年余，加重一周"于2018年4月2日就诊。患者性格内向，一年前因家庭原因情绪低落，常善太息，睡眠差。一周前与人发生口角后，以上诸症加重。刻下症：情绪低落，善太息，胸胁胀满，不欲饮食，大便尚调，舌淡，苔白，脉弦细。中医诊断：郁证，辨证属肝郁气滞，方选柴胡疏肝散加味。

处方：

柴胡15g　白芍15g　川芎10g　当归15g　郁金12g

香附12g　枳壳12g　茯苓20g　陈皮15g　焦神曲15g

砂仁10g　炙甘草15g

中药免煎颗粒7剂，冲服，日1剂。

二诊：胸胁胀满较前好转，进食量较前略增加，食后腹胀，睡眠差，舌质淡红，苔薄白，脉弦细。上方减郁金，加炒白术15g，党参15g，14剂，冲服，日1剂。

三诊：胸胁胀满基本消失，食欲尚可，情绪略低沉，时有睡眠不佳，前方加炒酸枣仁25g，合欢皮15g。

【按】《证治汇补》言"郁病虽多，皆因气不周流，法当顺气为先"，指出郁病与气机不调关系密切。柴胡疏肝行气止痛，郁金合香附活血行气解郁，茯苓健脾化浊，焦神曲、砂仁消食化积开胃。二诊患者食后腹胀，为脾虚之候，加白术、党参合茯苓、甘草为四君子汤，健运脾胃。三诊患者情绪仍显低沉，睡眠不佳，加酸枣仁养血安神、合欢皮解郁安神。

医案2

张某，男性，60岁，主因"口苦、心烦一月"于2018年4月27日就诊，患者平素性情急躁易怒，近一月来复因情志不畅出现口苦，心烦，眠差。刻下症：口苦，心烦，眠差、牙龈肿痛，面红，小便黄，大便调，舌暗红，苔黄腻，脉滑。中医诊断：郁证，辨证属气郁化火，方选泻青丸加减。

处方：

龙胆草6g　炒栀子10g　酒大黄6g　当归10g　川芎6g

防风10g　地黄15g　泽泻10g　柴胡10g　茵陈30g

竹叶6g　茯苓10g

中药免煎颗粒7剂，冲服，日1剂。

二诊：患者口苦、心烦好转，睡眠可，牙龈肿痛消失，有时大便溏泻，舌暗红，苔薄略黄，脉滑。前方去酒大黄、龙胆草，余药同前，继服7剂，病愈。

【按】患者素体肝旺，情志不畅后肝失疏泄，气郁化火，阳亢火生，舌脉为湿热内蕴之象。上方为泻青丸加减，龙胆草大苦大寒，直泻肝火，配大黄、栀子引导肝经实火从二便下行；肝火炽盛每易耗伤阴血，故用当归、川芎养血；肝有郁火，单持清肝泻火一法，其火难平，故配羌活、防风等升散之品，以疏肝经郁火；用地黄防止大量泻肝火耗伤阴血，柴胡舒畅肝经之气，引诸药归肝经，茵陈清利肝胆湿热，泽泻、竹叶利小便，使湿热从小便而去。二诊患者便溏，考虑苦寒之药伤及脾胃，故去龙胆、大黄。

医案3

于某，女，63岁，主因"心慌、心烦半年"于2018年5月18日就诊，患者近半年来因家中事务繁多，思虑过度，常觉心慌，心烦，失眠多梦，多次查动态心电图未见明显异常。刻下症：阵发心慌、心烦，失眠多梦，口干不渴，大便可，舌红，无苔，有裂纹，脉弦细。中医诊断：郁证，辨证属心阴不足，虚火内扰。

处方：

生地黄15g　百合10g　黄柏10g　五味子10g　丹参15g

酸枣仁10g　当归10g　浮小麦20g　炙甘草6g　龙眼肉10g

川芎10g　茯神10g

中药免煎颗粒7剂，冲服，日1剂。

二诊：患者心慌、心烦较前减轻，夜间睡眠较前改善，但仍多梦。舌脉同前。前方去黄柏，加黄连6g，肉桂6g，继服7剂。

三诊：心慌、心烦症状已基本消失，夜间睡眠可，舌淡红，少苔，有裂纹，脉弦细。前方黄连减为3g，余药同前，继服7剂以巩固疗效。

【按】《灵枢·本病论》言"忧愁思虑则伤心"。患者长期忧思不解，心气郁结，阴血暗耗，阴阳失调，阳气偏亢则为虚火。本方为百合地黄汤、天王补心丹合甘麦大枣汤加减。百合地黄汤出自《金匮要略》，是百合病之心肺阴虚内热证的常用方剂。百合养肺阴而清气热，生地黄益心营而清血热。天王补心丹中生地黄入心能养血，入肾能滋阴，酸枣仁养心安神，当归补血润燥，共助生地黄滋阴补血，并养心安神，五味子之酸以敛心气、安心神，丹参清心活血，合补血药使补而不滞。甘麦大枣汤中小麦味甘微寒，养心阴、益心气、安心神，除烦热；甘草甘平，补益心气，甘缓和中；大枣甘平质润，益气和中，缓肝之急以治心虚，三药合用，甘润平补，养心调肝，使心气充、阴液足、肝气和。余药黄柏泻肾火、益肾水，茯神、龙眼肉养心安神。全方配伍，滋阴补血为治本，养心安神以治标，标本兼治，心神两顾，共奏滋阴养血、补心安神之功。二诊患者多梦，考虑心肾不交，投以交泰丸交通心肾，则夜寐转安。

医案4

刘某，女，59岁，主因"间断发作头晕三年，加重两天"于2020年2月7日就诊。近三年来间断发作头晕，输液治疗后可缓解，两天前情志不畅后再次发作头晕。刻下症：头晕，时有耳鸣，口苦，胃脘部不适，时有反酸、烧心及呃逆，睡眠差，情绪焦虑。舌暗红，苔薄白，边有齿痕，脉弦。中医诊断：郁证，辨证属少阳枢机不利。

处方：

柴胡15g　黄芩12g　黄连6g　清半夏9g　党参15g

生姜15g　大枣15g　炙甘草15g　山药30g　炒白术15g

茯苓25g　陈皮12g　桂枝12g　川芎6g　生龙骨30g

生牡蛎30g

中药免煎颗粒7剂，冲服，日1剂。

【按】本例患者情志不遂，肝郁气滞，少阳枢机不利，肝火内扰，故见头昏沉不清、耳鸣、口苦、不寐；肝胃不和，胆气犯胃，胃失和降，故见反酸、烧心、呃逆。本方为柴胡加龙骨牡蛎汤加减而成。柴胡和黄芩相配，使少阳之邪外透内清，是和解少阳的基本结构；半夏、生姜和胃降逆止呕，党参、大枣益气健脾，炙甘草助参枣扶正。黄连与黄芩相配，泻热消痞。山药、茯苓、白术、陈皮健运脾胃，桂枝、川芎舒肝气，生龙骨、生牡蛎镇惊安神。诸药合用，以和解少阳为主，兼和胃气，使邪气得解、枢机得利、胃气调和，则诸症自除。

医案5

于某，女，65岁，主因"心烦易怒、烘热汗出1年"于2018年12月2日就诊。刻下症：阵发心烦易怒，烘热汗出，失眠，盗汗，口干，腰膝酸软，大便干结。舌暗红，少苔，脉弦细。中医诊断：郁证，辨证属肝肾阴虚。治以滋补肝肾，养血安神。

处方：

生地黄15g　山萸肉15g　茯苓20g　山药20g　泽泻15g

当归15g　白芍15g　炒酸枣仁20g　柴胡15g　牡丹皮15g

炒栀子15g　枸杞子15g

中药免煎颗粒7剂，冲服，日1剂。

二诊：患者烘热汗出、盗汗较前改善，仍心烦，口干，舌脉同前。前方加黄柏10g，知母10g，继续口服7剂。

三诊：患者烘热汗出、盗汗、心烦、口干较前明显改善。为巩固疗效，以上为基础方加减调服一个月，病愈。

【按】患者肝气郁结日久，耗伤肝之阴血，同时年老肾气渐衰，导致肝肾阴血不足，脏腑经络失于滋养，虚火内生，治疗当滋补肝肾，清热疏肝养血，方选滋水清肝饮加减。取六味地黄丸滋补肝肾之阴，栀子降火，柴胡疏肝，当归、白芍、酸枣仁养血荣肝，加枸杞子以增强滋补肝肾之效。二诊，患者仍心烦、口干，示虚火内扰，加黄柏、知母泻火滋阴。

（九）现代医学研究进展

郁证包括现代医学中的抑郁症、焦虑症、癔病、更年期综合征等疾病，西医对这类疾病多采用各类抗抑郁、抗焦虑类药物治疗，通过调节中枢神经系统递质间接缓解症状，然而长期口服抗抑郁类药物的副作用以及患者自身精神心理障碍得不到有效改善，常使得病情反复。中医通过调节人体脏腑气血阴阳的平衡加以治疗，毒副作用小，对于症状较重的郁证患者，中药与西药联合应用还可减少西药的使用剂量，减轻不良反应及药物依赖。曹宇等研究使用温阳疏肝汤治疗阳虚肝郁证的临床效果，对照组患者采用盐酸多塞平治疗，观察组患者采用温阳疏肝汤治疗，观察组患者的治疗总有效率为90.32%，且匹兹堡睡眠质量指数量表（PSQI）评分、汉密尔顿焦虑量表（HAMA）评分、汉密尔顿抑郁量表（HAMD）评分显著低于对照组[1]。高更力应用归脾汤加减联合情绪释放技术（EFT）疗法对心脾两虚型郁病患者的临床症状及预后影响进行观察，发现应用归脾汤加减联合EFT疗法比单用EFT疗法效果好[2]。马卫琴等观察使用加味柴胡疏肝汤治疗脑小血管病合并肝气郁结型郁病的临床疗效，对照组予氟西汀胶囊治疗，治疗组在对照组治疗基础上加服加味柴胡疏肝汤治疗，两组均治疗8周，结果显示治疗组总有效率为92.5%，治疗组治疗后HAMD量表评分显著低于对照组治疗后及治疗组治疗前，表明加味柴胡疏肝汤治疗脑小血管病合并肝气郁结型郁病疗效确切[3]。

参考文献

［1］曹宇，傅志花. 温阳疏肝汤治疗失眠阳虚肝郁证的作用研究［J］. 中国现代药物应用，2020，2（14）：218-219.

［2］高更力. 心脾两虚型郁病患者应用归脾汤加减联合EFT疗法对临床症状和预后的影响［J］. 中外医学研究，2020，18（2）：152-154.

［3］马卫琴，缪晓明，李碧青，等. 加味柴胡疏肝汤治疗脑小血管病合并肝气郁结型郁病40例［J］. 湖南中医杂志，2015，31（11）：62-63.

九、不寐

（一）定义及临床表现

不寐亦称失眠，是由心神失养或心神不安所致，以经常不能获得正常睡眠为特征，主要表现为睡眠时间、深度的不足，不能消除疲劳、恢复精力，轻者入睡困难，或寐而不酣，时寐时醒，或醒后不能再寐，重则彻夜不寐。

（二）病因病机

人之寤寐依赖于人体的"阴平阳秘"，由心神控制。若脏腑调和，气血充足，心神安定，卫阳能入于阴，则入眠。如遇大惊大恐，导致心胆气虚；或情志不舒，气郁化火，肝火扰神；或宿食停滞化为痰热，扰动胃腑；或思虑过度，内伤心脾；或体虚阴伤，阴虚火旺，均能使心神不安，神不守舍，阳不能入于阴，而发为本病。

1. 情志失常

喜怒哀乐等情志过极可导致脏腑功能失调而发生不寐。或情志不遂，郁怒伤肝，气郁化火，上扰心神；或五志过极，心火内炽；或喜笑无度，心神激动；或过度忧思，伤及心脾，营血亏虚，不能上奉于心，而致心神不安；或暴受惊恐，导致心虚胆怯，神魂不安，均可引起夜不能寐。

2. 饮食不节

暴饮暴食，宿食停滞，壅遏于中，脾胃受损，酿生痰热，痰热上扰，胃气失和而不得安寐。此外，浓茶、咖啡、酒也可导致不寐。

3. 劳逸失调

劳倦太过则伤脾，过逸少动易致脾虚气弱，运化不健，气血生化乏源，不能上奉于心，以致心神失养而失眠。正如《景岳全书·不寐》所说："无邪而不寐者，必营气之不足也，营主血，血虚则无以养心，心虚则神不守舍。"

4. 病后体虚

久病血虚，年迈血少，引起心血不足，心失所养，心神不安而不寐。若素体阴虚，兼因房劳过度，肾阴耗伤，阴衰于下，不能上奉于心，水火不济，心火独亢，火盛神动，心肾失交而致心神不宁。如《景岳全书·不寐》所说："真阴精血不足，阴阳不交，而神有不安其室耳。"

不寐的病因虽多，但其病理变化总属阳盛阴衰，阴阳失交。一为阴虚不能纳阳，一为阳盛不得入于阴。病位主要在心，与肝、脾、肾密切相关。因血之来源由水谷精微所化，上奉于心，则心得所养；受藏于肝，则肝体柔和；统摄于脾，则生化不息；调节有度，化而为精，内藏于肾，肾精上承于心，心气下交于肾，阴精内守，卫阳护于外，阴阳协调，则神志安宁。

不寐的病理性质有虚实之分。肝郁化火或痰热内扰，心神不安者以实证为主。心脾两虚，气血不足，或心胆气虚，或心肾不交，水火不济，心神失养，神不安宁，多属虚证。但久病可表现为虚实兼夹，或为瘀血所致。不寐失治误治可导致病机转化，如肝郁化火证病情加重，火热伤阴耗气，则由实转虚；心脾两虚者若饮食不当，更伤脾胃，使气血愈虚，食积内停，而见虚实夹杂；如温燥太过，易致阴虚火旺；属心肾不交者，可进一步发展为心火独亢、肾水更虚之证。

（三）辨证要点

不寐首先应辨虚实，再辨脏腑病位。虚证不寐多为阴血不足，心失所养。临床表现为虽能入睡，但睡间易醒，醒后不易再睡，兼见体质瘦弱，面色无华，神疲懒言，心悸健忘，多属心脾两虚证；如心烦失眠，不易入睡，兼见心悸，五心烦热，潮热，多属阴虚火旺，心肾不交；如入睡后容易惊醒，平时善惊，多为心虚胆怯证或血虚肝旺证。实证不寐多为邪热扰心，心神不安所致。如心烦易怒，不寐多梦，兼见口苦咽干，便秘溲赤，为肝火扰心证；如不寐头重，痰多胸闷，为痰热扰心证。

（四）辨证分型

1. 肝郁化火

症状：不寐多梦，甚则彻夜不眠，性格急躁易怒，伴有头晕头胀，目赤耳鸣，口干口苦，便秘溲赤，舌红苔黄，脉弦而数。

病机：肝郁化火，上扰心神。

治法：疏肝泻火，镇心安神。

代表方：龙胆泻肝汤加减。方中龙胆草、黄芩、栀子清肝泻火；泽泻、车前子清利湿热；当归、生地黄滋阴养血；柴胡舒畅肝胆之气；甘草和中。此外，常加用生龙骨、生牡蛎、灵磁石镇心安神。若有胸闷胁胀，善太息者，加香附、郁金、佛手以疏肝解郁；若肝胆之火上炎之重症，表现为彻夜不寐，头晕目眩，头痛欲裂，大便秘结者，可改服当归龙荟丸。

2. 心火炽盛

症状：心烦不寐，躁扰不宁，怔忡，口干舌燥，口舌生疮，小便短赤，舌尖红，苔薄黄，脉细数。

病机：心火炽盛，扰动心神。

治法：清心泻火，宁心安神。

代表方：朱砂安神丸。方中朱砂性寒可胜热，重镇安神；黄连清心泻火除烦；生地黄、当归滋阴养血，养阴以培阳，还可加黄芩、山栀、连翘，加强清心泻火之功。本方宜改丸为汤，朱砂取少量冲服。若胸中懊侬，胸闷泛恶，加豆豉、竹茹，宜通胸中郁火；若便秘溲赤，加大黄、淡竹叶、琥珀，引火下行，以安心神。

3. 痰热扰心

症状：心烦不寐，胸闷脘痞，泛恶嗳气，口苦，头重，目眩，舌偏红，苔黄腻，脉滑数。

病机：湿食生痰，郁痰生热，扰动心神。

治法：清化痰热，和中安神。

代表方：黄连温胆汤加减。半夏、陈皮、茯苓健脾化痰，枳实、黄连、竹茹清心降火化痰，甘草、生姜、大枣益脾和胃，以绝生痰之源。此外，常加用龙齿、珍珠母、磁石镇心安神。若不寐伴胸闷嗳气，脘腹胀满，大便不爽，舌苔腻，脉滑，加用半夏秫米汤和胃健脾，交通阴阳；若痰热盛，痰火上扰心神，彻夜不寐，大便秘结者，可用礞石滚痰丸以泻火逐痰。

4. 食滞中焦，胃气失和

症状：不寐，脘腹胀满，嗳腐吞酸，胸闷嗳气，或见恶心呕吐，大便不爽，舌苔腻，脉滑。

病机：脾虚不运，食滞中焦，胃气失和，不得安寐。

治法：和胃化滞，宁心安神。

代表方：保和丸。方中山楂、神曲助消化，消食滞；半夏、陈皮、茯苓降逆和胃；莱菔子消食导滞；连翘散食滞所致郁热。此外，可加远志、柏子仁、夜交藤以宁心安神。

5. 心脾两虚

症状：不寐，多梦易醒，心悸健忘，神疲食少，面色少华，四肢倦怠，气短乏力，头晕目眩，腹胀便溏，舌淡苔薄，脉细无力。

病机：脾虚气血两亏，心神失养，神不安舍。

治法：健脾养心，养血安神。

代表方：归脾汤加减。方中人参、炒白术、炙甘草、黄芪、当归健脾益气补血，远志、酸枣仁、茯神、龙眼肉补益心脾安神，木香行气舒脾。不寐较重者，加五味子、夜交藤、柏子仁养心安神，或加生龙骨、生牡蛎、琥珀末以镇静安神；若心血不足较甚者，加熟地黄、芍药、阿胶以养心血；若兼见脘闷纳呆，苔腻，重用白术，加苍术、半夏、陈皮、茯苓以健脾燥湿，理气化痰。

6. 心肾不交

症状：心烦不寐，难以入眠，心悸多梦，伴头晕耳鸣，腰膝酸软，潮热盗汗，五心烦热，咽干少津，男子遗精，女子月经不调，舌红少苔，脉细数。

病机：肾水亏虚，不能上济于心；心火炽盛，不能下交于肾。

治法：滋阴降火，交通心肾。

代表方：六味地黄丸合交泰丸加减。前方以滋阴补肾为主，用于头晕耳鸣、腰膝酸软、潮热盗汗等肾阴不足证；后方清心降火，引火归原，用于心烦不寐、梦遗失精等心火偏亢证。方中以熟地黄、山萸肉、山药滋补肾阴，泽泻、茯苓、牡丹皮清泄相火，黄连清心降火，肉桂引火归原。若心阴不足为主者，可选用天王补心丹以滋阴养血，补心安神；若阴血不足，心火亢盛者，可选用朱砂安神丸；若心烦不寐，彻夜不眠者，可加朱砂、磁石、生龙骨、龙齿重镇安神。

7. 心虚胆怯

症状：不寐，多噩梦，易于惊醒，胆小遇事易惊，终日惕惕，胆怯心悸，伴气短自汗，倦怠乏力，舌淡，脉弦细。

病机：心胆虚怯，心神失养，神魂不安。

治法：益气镇惊，安神定志。

代表方：安神定志丸合酸枣仁汤加减。前方益气、镇惊、安神，适用于心胆气虚、痰浊扰心所致的不寐易惊，心悸气短；后方养血清热除烦，适用于阴血偏虚所致的虚烦不寐。方中人参、茯苓、炙甘草可益心胆之气，茯神、远志、龙齿、石菖蒲化痰宁心，镇惊安神，川芎、酸枣仁调血养心，知母清热除烦。若心肝血虚，惊悸汗出者，可重用人参，加白芍、当归、黄芪以益气养血；若木不疏土，胸闷，善太息，纳呆腹胀者，加柴胡、香附、陈皮、山药、白术以疏肝健脾；若心悸甚，惊惕不安者，加生龙骨、生牡蛎、朱砂以重镇安神。

（五）临证经验

1. 注意调整脏腑气血阴阳的平衡

孙久林认为，在补益心脾之时，应佐以少量醒脾、运脾药，以防碍脾；在选用交通心肾之法时，可选用引火归原的肉桂，其量宜轻；在益气镇惊的同时，常需健脾，而慎用滋阴之剂；在疏肝泻火之时，注意养血柔肝，以体现"肝体阴而用阳"之意。即补其不足，泻其有余，调其虚实，使气血、脏腑调和，阴平阳秘，卫阳能入于阴，则心神安定而入眠。

2. 在辨证论治基础上施以安神镇静

孙久林认为，根据不寐虚实的不同，可加用重镇安神或养血安神之品。重镇安神常用生龙骨、生牡蛎、朱砂、琥珀；养血安神常用酸枣仁、柏子仁、夜交藤、龙眼肉。

3. 适时应用活血化瘀法

对于长期性顽固难愈的失眠，临床上采用常规治法往往效果不佳，此时多与脏腑气血失和有关，伴有心烦，舌质偏暗，或有瘀点。孙久林认为，依据"顽疾多瘀血"的观点，可从瘀血论治，以血府逐瘀汤为主方，达到活血化瘀，通络宁心之效。

（六）善用药对

1. 黄连配肉桂

肉桂辛甘大热，主入肾经，引火归原，化气生津；黄连苦寒，主入心经，擅泻心火。在心肾不交导致的失眠病症中，黄连可使心阴免受煎熬，得以下润于肾，则水火既济。交泰丸为该药对临床应用制剂，交泰丸及在此基础上化裁的加味交泰汤常用于治疗水火不济、心火亢盛引发的夜寐不安，或怔忡不宁，口舌生疮等症，疗效满意。常用剂量：黄连煎服2～5g，肉桂煎服2～5g。

2. 百合配知母

百合甘寒，归心、肺经，具有养阴润肺、清心安神的功效。知母清热泻火、滋阴润燥，能滋肾阴、泻肾火、退骨蒸，用以治疗阴虚火旺所致的骨蒸潮热、盗汗、心烦等症。二药合用，平衡阴阳，协调脏腑，既能滋养心肾阴精以固本，又能清泻心肾虚火以治标，共奏济水制火、泻南补北、平衡阴阳、调理冲任之功。百合知母汤为该药对临床应用组方，具有养阴清热、除烦润燥之效，临床常用于治疗失眠症。常用剂量：百合煎服6～12g，知母煎服6～12g。

3. 龙骨配牡蛎

龙骨生用可镇静安神，平肝潜阳；牡蛎质体重垂，既能平肝潜阳，又能软坚散结。大量现代药理研究表明，牡蛎与龙骨相配伍，可增强镇静作用，常用于治疗阴虚阳亢之失眠、心悸、健忘等症。常用剂量：龙骨15～30g，牡蛎10～30g。

4. 磁石配朱砂

磁石具有平肝潜阳、聪耳明目、镇惊安神、纳气平喘的功效。朱砂具有安神定惊、解毒明目的作用。两药合用，具有镇心安神之功效，常用于治疗水不济火，心阳偏亢，心肾不足的失眠病症。常用剂量：朱砂内服，只宜入丸、散，不宜入煎剂，每次0.3～0.5g；磁石内服，每次10～30g，宜配合山药以促进吸收。

5. 酸枣仁配五味子

酸枣仁具有养心益肝、敛汗、安神、生津的功效，可补养心肝之阴血，为养心安神之要药。五味子具有敛肺滋肾、止渴生津、祛痰平喘、养心安神之功用。中医认为酸枣仁与五味子相配，属收散相伍，肝肾同调，具有良好的除烦安神的功效，为滋养安神方剂中常用的药对。常用剂量：酸枣仁煎服9～15g，五味子煎服5～10g。

6. 酸枣仁配柏子仁

酸枣仁既可收敛肝脾之津液，以补肝体、制肝用，又可通利血脉，宣通肝胆二经之滞，同时可清泻虚热。柏子仁气香，能通心脾。传统中医认为，两药合用，敛肝养心、益智宁神之力大增，属于相使配对，具有养心安神作用的药对。常用剂量：酸枣仁煎服6～15g，柏子仁煎服10～20g。

7. 夜交藤配合欢皮

夜交藤引阳入阴，祛风活络，养心安神；合欢皮则具有"安五脏，和心志，令人欢乐无忧"之安神解郁除烦的功效。临床上属解郁安神类药对，对焦虑、抑郁引起的心肝两虚、阳不入阴之不寐，有良好收效。常用剂量：合欢花煎服5～10g，夜交藤煎服6～10g。

8. 郁金配石菖蒲

郁金味辛、苦，性寒，既能活血祛瘀以止痛，又能疏肝行气以解郁，善治气滞血瘀之证。石菖蒲辛开苦燥温通，芳香走窜，具有开窍醒神、化湿的功效。临床上运用此药对治疗焦虑抑郁所致失眠取得了肯定疗效。常用剂量：郁金煎服3～10g，石菖蒲煎服3～10g，鲜品加倍。

（七）临床医案

医案1

吕某，女，51岁，失眠半年。患者半年来心烦失眠，入睡困难，心悸多梦，时伴头晕耳鸣，腰酸，纳少，大便偏干，小便调。舌红，苔薄白，脉细数。患者年过半百，脏腑渐衰，肾阴亏虚，阴衰于下，不能上奉于心，水火不济、心火独亢、火盛神动、心肾失交而致失眠。心脾气血暗耗，心神失养，可见失眠多梦；肾水不能上济于心，心火偏亢，可见心烦心悸；"腰为肾之府""肾开窍于耳及二阴"，肾虚则可见腰酸不适，耳鸣；"肾为先天之本""肾主藏精生髓，脑为髓之海"，年老肾亏，髓海不足，无以充盈于脑窍，可见头晕。结合舌脉，辨证属心肾不交。治疗当予滋阴降火、交通心肾为法。

处方：

黄连6g　百合10g　阿胶10g　生地黄15g　炙甘草6g

茯神15g　三七3g　五味子10g　淡豆豉10g　炒栀子10g

珍珠母20g　酸枣仁10g

7剂，日一剂，分两次服。

本方中以生地黄、阿胶、百合、五味子滋补肾阴，黄连清心降火，予淡豆豉、炒栀子清心除烦，茯神、酸枣仁养心安神，珍珠母重镇安神，考虑患者久病成瘀，加用三七活血化瘀，炙甘草调和诸药。诸药合用，具有滋阴降火、交通心肾之功效，正切中本病病机。

二诊：患者失眠较前改善，睡眠时间较前增多，仍有心烦、多梦，头晕耳鸣及腰酸减轻。舌红，苔薄白，脉细数。嘱其勿多思多虑，放松心情，继服上方7剂。

三诊：患者诉睡眠明显改善，心烦、多梦减轻，舌红，苔薄白，脉细数。上方去三七、珍珠母，继服7剂。

医案2

刘某，男，52岁，失眠4个月。患者近半年因工作、家务琐事操劳忧心，失眠加重，近日尤甚，近三日几乎不能入睡，头晕脑胀，纳食不香，双目隐隐见红色血丝。舌暗，脉弦长。患者因思虑郁结日久，气机不畅。气为血之帅，气滞则不能行血，血行瘀滞、气机不畅、瘀血不去则不能安睡。舌暗为瘀血之象，脉弦为肝气郁结之象。故投以血府逐瘀汤行气活血。

处方：

桃仁12g　红花10g　当归10g　川芎9g　牛膝10g

三七6g　生地黄10g　柴胡12g　赤芍10g　枳壳10g

炙甘草6g

7剂，日一剂，分两次服。

血府逐瘀汤乃桃红四物汤与四逆散合方加味而成。本方以桃红四物汤养血活血化瘀，四逆散行气疏肝解郁，牛膝引血下行，三七加强活血之功。全方气血兼顾、活中寓养、升降同施，能促进气血运行，具有活血化瘀的功效。

二诊：患者失眠略有改善，每晚能间断入睡3～4小时，时有头晕，双目仍见红色血丝，心烦、胸肋胀。舌暗，脉弦长。考虑存在肝火上炎症状，改用龙胆泻肝汤加减。

处方：

龙胆草12g　黄芩10g　栀子10g　当归12g　生地黄12g

柴胡12g　泽泻10g　车前子12g　炙甘草6g　生龙骨30g

生牡蛎30g

7剂，日一剂，分两次服。

方中龙胆草、黄芩、栀子清肝泻火，泽泻、车前子清利湿热，当归、生地黄滋阴养血，柴胡舒畅肝胆之气，甘草和中，加用生龙骨、生牡蛎镇心安神。

三诊：患者诉睡眠明显改善，每晚能睡5~6小时，上述肝火上炎症状消除。嘱其勿多思多虑，放松心情。

（八）现代医学研究进展

人在精神压力增加时因情志郁结而致失眠，隶属肝脾不和范畴。黄俊山等总结出对肝郁脾虚失眠者可以采用疏肝安神汤（组方有生姜、当归、柴胡、党参、甘草、白术、薄荷、牡丹皮、茯苓、白芍、炒酸枣仁）加减辨证治疗。若肝郁气滞严重，可加郁金、香附；肝火上炎，可加龙胆草、栀子；若兼心神不宁，可加合欢皮。此外，还可选择性加用解郁宁神药，如琥珀粉、珍珠母、生牡蛎、百合、生龙骨、茯神、酸枣仁、柏子仁、郁金、远志等[1]。现代研究显示，在酸枣仁汤的基础上联合中医推拿治疗（推拿穴位根据病情辨证分型选取，推拿部位主要在头部、腹背部及上下肢，穴位主要为神庭、百会、神门、心俞、肝俞、脾俞、肾俞、血海、三阴交等），可显著改善入睡困难及睡眠质量不佳等情况[2]。现代中医研究表明，可采用针灸的方式使经络得以疏通，阴阳得以调和而达到阴平阳秘的状态，如选用调任通督的方法（主穴选择百会、三阴交、气海、神庭、神门与关元，配穴选择合谷、肝俞、太冲和脾俞）。经针灸后，临床治疗总有效率显著提高。此外，在治疗过程中，也可根据具体顺序，对肝俞、胆俞、脾俞和胃俞进行刮痧治疗，随后选择具体穴位使用毫针刺络拔罐放血，以达到治疗目的。针刺治疗的选穴，多以头颈部穴位（百会、四神聪、印堂、安眠等）和四肢部穴位（神门、内关、三阴交、足三里等）为主穴，加以配穴：阴虚火旺加用太溪、复溜、肾俞、心俞、大陵等，心脾两虚加用巨阙、脾俞、心俞等，肝火扰心加用风池、行间、太冲等，心胆气虚加用心俞、胆俞、气海等，脾胃不和加用丰隆、中脘等。其中，腧穴按应用频次排序依次为神门、三阴交、安眠、百会、内关、足三里、四神聪、心俞、太冲、肝俞。谭萍云研究表明，应用磁珠压耳穴（主穴：神门、心、交感、内分泌，配穴：心、脑、脾、肾）可有效缩短患者入睡时间及PSQI睡眠质量评分，从而改善其睡眠质量[3]。

参考文献

[1] 黄俊山，沈银河，张娅，等. 原发性失眠肝郁类证候分布及其诊断要素[J]. 中医杂志，2017，58（3）：237-241.

[2] 周卫星，衡墩前，张国亚，等. 中医推拿联合酸枣仁汤治疗失眠症的疗效观察[J]. 中国民族民间医药，2017，26（24）：82-84.

[3] 谭萍云. 中医磁珠压耳穴在失眠患者中的价值分析[J]. 内蒙古中医药，2018，37（11）：85-86.

十、耳鸣、耳聋

（一）定义及临床表现

耳鸣、耳聋均为听觉异常的表现。患者自觉耳内鸣响，如闻潮声，或细或暴，或如蝉鸣状，或哄哄有声，妨碍听觉的称为耳鸣；而听力减弱，有声不闻，或闻而不真，甚至听觉完全丧失，称为耳聋。以上两证往往有因果关系，耳聋常由耳鸣开始，症状渐重，终致耳聋，故古人认为"鸣者，聋之渐"。

（二）病因病机

本病的发生，多与感受风邪或者风热，忧思郁怒，过食肥甘厚腻，脾虚久病或先天禀赋不足、恣情纵欲等因素有关。

1.外邪侵袭

感受风邪或风热，循经上扰，壅闭清窍，可致耳鸣、耳聋；或反复感冒，邪热蒙窍亦可引起耳鸣、耳聋。

2. 情志失调

忧思郁怒，情志不畅，肝气郁结，失于疏泄条达，日久郁而化火，或暴怒气逆，肝胆之火循经上扰，引起耳鸣、耳聋。

3. 痰浊阻耳

平素嗜饮酒食厚味，痰浊内盛，上蒙清窍而致耳鸣、耳聋；或素有湿热，蕴聚成痰，郁久化火，痰火上扰，壅塞清窍。

4. 肾精亏虚

素体肾虚，或恣情纵欲，或病后精气失充等，均可导致肾精耗伤，髓海空虚，发生耳鸣、耳聋。

5. 脾胃虚弱

体虚劳累或病久脾胃虚弱，气血生化之源不足，清气不升，不能上荣耳窍，发生耳鸣、耳聋。

本病的发生可由外感或内伤引起。急性热病、反复感冒，可致邪热稽留耳窍；而内伤七情所致的耳鸣、耳聋，多与肝、胆、脾、肾诸脏的功能失调有关，尤其与肾的关系更为密切。故《黄帝内经》云"肾气通于耳，肾和则耳能闻五音矣"。此外，药物因素、烟酒过量、感受暴震、外伤、脓疡等均可导致耳鸣、耳聋的发生。

（三）辨证要点

1. 辨病程新旧

新聋是指近期突发的耳聋，亦称突聋，多由外邪侵袭或痰火上扰所致。而旧聋是指逐渐出现听力减退或丧失，也可因耳鸣日久进展而来，多由肾虚或脾胃虚弱所致。如《医学入门·耳聋》所说"耳聋虚热分新旧，新聋多热，少阳阳明火多故也""旧聋多虚，肾常不足故也"。

2. 辨别虚实

临床上大抵暴发多实，渐起多虚。实证多因风、热、痰、火所致，多责之肝胆、阳明，治宜清肝泻热、清火化痰；虚证多因肾精不足、脾胃气虚所致。正如《景岳全书》所说："耳鸣当辨虚实，凡暴鸣而声大者多实，渐鸣而声细者多虚，少壮热盛者多实，中衰无火者多虚。"

（四）辨证分型

1. 风热上扰

症状：外感热病后，突发耳鸣、耳聋或伴有耳内作痒，头痛恶风或有发热、骨节酸痛等表证，舌苔薄白或薄黄，脉浮或浮数。

病机：风邪外袭，循经上扰，邪热搏结于耳窍。

治法：疏风清热。

代表方：银翘散加减。方中金银花、连翘、薄荷、牛蒡子清热透邪，荆芥穗、淡豆豉解表疏风，桔梗清热化痰，竹叶、芦根清热生津。若见发热，咽喉肿甚，可加马勃、玄参、板蓝根、大青叶以清热解毒；兼有胸闷、太息者，可加香附、柴胡、川楝子以疏肝行气。

2. 肝胆火盛

症状：突发耳鸣、耳聋，头痛面赤，口苦咽干，心烦，急躁易怒，胸胁胀痛，大便秘结，夜寐不宁，舌红，苔黄，脉弦数。

病机：郁怒伤肝，肝郁化火，肝胆之火循经上壅耳窍。

治法：清肝泻火。

代表方：龙胆泻肝汤加减。方中龙胆草、栀子清热苦泻肝胆之火，柴胡、黄芩疏肝清热，木通、车前子、泽泻导热下行，生地黄、当归滋阴养肝。胸胁胀痛明显者，可加白芍、川楝子、香附、枳壳、桃仁、红花等行气活血；下焦湿热不甚者，可酌减木通、泽泻等药；大便秘结者，可加大黄、虎杖以通腑泻热。

3. 痰火郁结

症状：两耳蝉鸣，时轻时重，有时闭塞如聋，胸中烦闷脘痞，痰多口苦，舌红，苔薄黄而腻，脉弦滑或滑数。

病机：痰火交阻，循经上攻，壅阻耳窍。

治法：化痰清火。

代表方：温胆汤加减。方中陈皮、半夏燥湿化痰，茯苓健脾祛湿，竹茹清热化痰除烦，枳壳行气化痰。若痰热重者，可加黄连、胆南星以清热化痰；夜寐不安，心虚胆怯者，可加人参、熟地黄、茯神、酸枣仁、远志以养心安神；体壮邪实者，可改为礞石滚痰丸加减以祛痰逐邪。

4. 肾精亏虚

症状：耳鸣、耳聋，病久难愈，偏于肝肾阴虚者，兼有头晕目眩、腰酸遗精，舌红，脉细弱或弦细；偏于肾阳不足者，兼有畏寒肢冷、腰酸绵绵、阳痿早泄、小便清长，舌淡苔薄，脉沉细。

病机：肾开窍于耳，肾虚不能上充于清窍，故耳鸣、耳聋。

治法：偏肾阴虚则补肾益精，滋阴潜阳；偏肾阳虚则补肾填精，温肾助阳。

代表方：偏肾阴虚型用耳聋左慈丸加减，偏肾阳虚型用补肾丸加减。耳聋左慈丸中熟地黄、山茱萸、山药共奏滋阴补肾之功，泽泻、茯苓、牡丹皮防滋补滋腻，五味子滋肾养阴，磁石镇肝。补肾丸中肉苁蓉、菟丝子、巴戟天补肾，当归养血，人参、黄芪益气，生地黄、石斛滋阴，附子、肉桂补阳。若肝阴亏损明显者，可加女贞子、墨旱莲、枸杞子以滋阴养肝；若见阳痿早泄或腰酸遗精者，可加仙灵脾、阳起石、覆盆子、金樱子、五味子以温肾固涩。

5. 脾虚气陷

症状：耳鸣、耳聋，时轻时重，休息暂减，烦劳加重，倦怠乏力，神疲食少，大便易溏，舌淡胖有齿痕，苔薄，脉细弱。

病机：脾胃虚弱，气血生化乏源，不能上奉清窍。

治法：益气升清。

代表方：益气聪明汤加减。方中人参、黄芪、升麻益气升提，葛根、蔓荆子引药至耳部，黄柏、芍药反佐和降，以清阴火。若见心悸、气短、失眠者，可加五味子、远志、酸枣仁、夜交藤以宁心安神；若气虚下陷明显者，亦可改用补中益气汤加减以补气升提。

（五）临证经验

1. 辨病思路

耳鸣、耳聋均为听觉功能异常的表现。耳鸣是患者自觉耳内鸣响，或高或低，或细或暴，或如蝉鸣；而耳聋是患者听力有不同程度的减弱，甚则听力完全丧失。耳鸣、耳聋可见于西医学很多疾病之中，如药物中毒、高血压、脑动脉硬化、内耳性眩晕、神经官能症等内科疾病以及外耳病变、鼓膜病变、中耳病变等外科疾患。

2. 辨证思路

耳鸣、耳聋的证候有虚有实，尤以虚证为多见。一般暴起者多实，渐起者多虚。实证多因风、热、痰、火所致，多责之肝胆、阳明；虚证多由肾精不足、脾胃气血虚弱所致。实证表现为头痛恶风或有发热，骨节酸痛，耳内作痒，脉浮或浮数者为风热；头痛面赤、口苦咽干、心烦易怒，怒则鸣聋更甚，脉弦数者为火；形体肥胖，两耳蝉鸣，时轻时重，有时闭塞如聋，痰多，舌红，苔黄腻，脉弦滑者属痰。虚证表现为头晕目眩，腰酸遗精，肢体酸软，腰冷畏寒，阳痿早泄者属肾精不足；耳鸣、耳聋遇烦劳加重，倦怠乏力，神疲食少，面色萎黄，大便溏泄，舌淡胖有齿痕，苔薄，脉细弱者为脾胃气血虚弱。耳鸣、耳聋暴起以标实为主，延久不愈以本虚为主，久鸣久聋而又突然加重，则多属本虚标实。

3. 重视从肝论治

耳鸣、耳聋的发生与肾、心、肝、胆、脾、肺各脏腑均有关。中医传统理论认为，耳为肾之窍，为肾之官。《灵枢·脉度》说"肾气通于耳，肾和则耳能闻五音矣"，提示耳聋与肾虚关系密切。通常，耳鸣、耳聋多从肾论治，而孙久林临床上经常从肝论治。其理论基础是：①肝脉络于耳。足少阴之经脉，属胆络肝，其支者从耳后入耳中、出耳前，其经气环循于耳。故肝胆机能失调，会影响耳的生理功能。如《素问·六元正纪大论》曰"木郁之发，甚则耳鸣旋转"，临床上常见生气后出现耳鸣、耳聋的患者，服西药或耳聋左慈丸往往效果不佳，改服逍遥散加减则能收到良效。②肝肾同源。肾开窍于耳，肾受五脏六腑之精气而藏之，精气充盛则听觉正常。而肝藏血，肝血充足，血可化精，精血同源。同时，肝木有赖肾水的滋养，肾阴虚，水不涵木，肝阳偏亢，虚火上炎，上扰清空，亦可出现耳鸣、耳聋。故临床治疗上既要滋补肾精，又要柔肝平肝。③肝与气血调畅关系密切。肝主疏泄，气机调畅则气血运行正常；若肝失疏泄，气血失和，气滞血瘀，则耳窍受阻，可致耳聋。此时，治宜疏肝行气，活血通窍，如临床上常选用通气散（柴胡、香附、川芎）加通窍活血汤或血府逐瘀汤治疗此类患者。

4. 治疗注意

（1）正确使用清热之法：外感风邪应治疗有别。若为风热所致，宜疏风清热，如需疏通上窍，只可少用微辛凉泻之品，取其轻清透泻之功；若邪热鸣聋，属少阳证者，病在半表半里，治宜和解，可用小柴胡解表透邪，清热和里；若风热夹少阳胆火上扰，治宜清泻肝胆之火；若暑热温邪上犯耳道，治宜轻清泻降；若热病后期，或反复感冒后耳鸣、耳聋不愈者，此为病后脾胃肝胆余热，不可多用清降之品，应予醒脾和胃、滋阴增液之剂，病可渐愈。

（2）正确使用补脾益气法。脾胃虚弱者在补脾益气之时应慎用滋腻碍胃之品，因脾生金，故脾气不足则肺气亦不足，因此治疗上应脾肺气阴双补，以益气升清；补脾的同时兼顾补肾，往往可收到较好的效果，尤其是肾虚者只能缓缓求治，不可急切求功，如果妄用通散之品，反而会加重肾虚症状，犯"虚虚"之戒。

（3）正确使用清化痰热之法。痰火郁结者宜化痰清火，但如兼夹瘀滞不解要注意调气泄郁，不可一味降痰。痰火之证，后期病机往往向火灼阴伤转变，治法应以清热生津、滋阴补肾为主，不应再拘泥于痰火之法。

5. 经验用药

蝉衣，其性寒味甘，入肝、肺经，有散风热、宣肺、平肝定痉之功效，其质轻气清，能清散肝经风热，宣通肺气，通利耳窍。《杂病源流犀烛》曰："然肾开窍于耳，所以聪听，实因水生于金，盖肺主气，一身之气贯于耳，故能为听。故凡治聋，必先调气开郁。"蝉衣宣通肺气，故可用于耳鸣、耳聋。

葛根，其性味甘平，入脾胃经，其气轻浮，轻扬升举，升发脾胃清阳之气，现代药理实验证明，葛根中含有葛根黄酮，能增加脑动脉的血流量，扩张脑血管，降低外周血管阻力。中医认为，耳鸣耳聋与清阳不升、耳窍失养有关，现代医学认为耳鸣、耳聋可能由于颅内耳血管痉挛，供血不足而致。故临床上常加用葛根来治疗耳鸣、耳聋病症。

（六）善用药对

1.附子配肉桂

附子大辛大热，为通十二经纯阳之药，上助心阳，中温脾阳，下补肾阳。肉桂补肾阳，作用温和且持久，为治命门火衰之要药。针对肾精亏虚、肾阳不足、温煦不能所致耳鸣、耳聋选用。常用剂量：附子煎服8～10g，肉桂煎服8～10g。

2.鹿茸配山药

鹿茸补肾阳，益精血。《本草纲目》中提到鹿茸能"生精补髓，养血益阳，强筋健骨。治一切虚损，耳聋目暗"。山药补肾气，兼能滋肾阴，又补脾胃，补后天以助先天。针对肾精亏虚所致耳鸣、耳聋可选用。常用剂量：鹿茸冲服2～3g，山药煎服10～15g。

3.熟地黄配山茱萸

熟地黄补血益肾，养阴填髓，为补肾阴之要药。《本草纲目》说其"填骨髓……通血脉，利耳目"。山茱萸温而不燥，补而不峻，平补阴阳，与熟地黄共同补肝肾之阴，治疗腰膝酸软，盗汗，耳鸣耳聋。针对肾阴不足、虚火上扰选用。常用剂量：熟地黄煎服10～15g，山茱萸煎服10～15g。

4. 知母配黄柏

知母入肾经而能滋肾阴、泻肾火，黄柏退虚热，二者合用可治疗肾阴亏虚、虚火上炎所致耳鸣、耳聋，常合并潮热盗汗等症。常用剂量：知母煎服10～15g，黄柏煎服10～15g。

5. 柴胡配白芍

柴胡疏肝解郁，白芍收敛肝阴以养血，两药合用疏肝郁，养肝血。针对肝郁气滞、经气不通所致耳鸣、耳聋可选用。常用剂量：柴胡煎服12～15g，白芍煎服12～15g。

6. 龙胆草配栀子

龙胆草苦寒，善清肝胆之火，栀子清泻三焦火热之邪，两药合用可治疗肝胆火热上攻所致耳鸣、耳聋，常伴目赤肿痛、口苦咽干之症。常用剂量：龙胆草煎服8～10g，栀子煎服10～12g。

7. 丹参配川芎

丹参善活血祛瘀，养血安神，素有"一味丹参散，功同四物汤"之说。川芎既能活血化瘀，又能行气，为"血中之气药"，二者共治肝失疏泄、气滞血瘀的耳鸣、耳聋。病情长久者，久病入络，可选地龙、全蝎等虫类药以通络。常用剂量：丹参煎服10～15g，川芎煎服10～15g。

8.葛根配石菖蒲

葛根甘凉，清热之际又鼓舞清阳之气上升以通耳窍，现代药理分析，葛根含丰富的葛根黄酮，具有扩张大脑及内耳血管的作用，此外还有促进细胞代谢的作用。石菖蒲芳香走窜，除浊开窍，宣壅通闭，为开耳窍之圣药。《本草经集注》载："菖蒲：开心孔，补五脏，通九窍，明耳目，出音声。"除此之外，《备急千金要方》《千金翼方》等多部医书中都提到石菖蒲开耳窍，是治疗耳鸣、耳聋的要药。两者合用，耳窍以通为顺。常用剂量：葛根煎服15～20g，石菖蒲煎服10～15g。

（七）临床医案

医案1

孟某，女，55岁，间断耳鸣半年。患者近半年反复出现耳鸣，听力减退，时伴头晕头胀，心烦失眠，纳可，二便调。舌暗红，苔薄白，脉弦细。患者年过半百，脏腑渐衰，肝肾阴虚，肾精亏虚，耳窍失养，发为耳鸣及听力减退。阴虚则不能制阳，虚阳上亢，故见头晕头胀；虚阳上扰心神，故见心烦失眠。结合舌脉，本病病位在耳窍，与心肝肾相关，辨证属肝肾亏虚。治疗上当以滋阴潜阳为法。

处方：

熟地黄10g　山药10g　山萸肉10g　枸杞子10g　桑椹10g

白芍10g　石菖蒲10g　磁石20g　牛膝15g　三七3g

红景天15g　生甘草6g　生黄芪30g　石决明20g

7剂，日一剂，分两次服。

结合本病例特点，考虑肝肾亏虚所主病机，治疗上当以滋补肝肾、顺气降火为法。方中以熟地黄、山药、山萸肉、枸杞子、桑椹、白芍补益肝肾，磁石、牛膝引火下行，石菖蒲清心化痰开窍，三七、红景天活血化瘀，石决明清肝降火。诸药合用，共奏滋补肝肾、顺气降火之效，乃切中病机而施治。

二诊：患者耳鸣较前改善，头晕头胀及心烦失眠均较前减轻。舌暗红，苔薄白，脉弦细。嘱其继服上方7剂。

三诊：患者诉耳鸣、心烦失眠明显改善，头晕减轻，时有双目干涩。舌暗红，苔薄白，脉弦细。上方加女贞子10g，墨旱莲10g，继服7剂。

医案2

邓某，女，42岁。左耳听力减退一周。患者一周前左耳听力突然下降，伴耳鸣不休，呈电流声，偶有头晕头痛，无耳内胀闷感，无眩晕及视物模糊，发病时正值月经来潮，色红夹有血块，乳房及小腹胀痛。舌红、苔薄，脉细弦。患者劳累体虚，恰逢月经来潮，血虚难以濡养清窍，外邪乘虚，与正气相争于半表半里，故少阳肝气不利，郁而化热，使耳窍失去"清能感音，空可纳音"的功能，而致耳聋耳鸣。舌脉均为肝郁血虚之证。辨证为肝郁血虚证。予小柴胡汤加减。

处方：

柴胡10g　太子参10g　黄芩10g　法半夏10g　生姜5g

炙甘草6g　大枣10g　葛根10g　补骨脂10g　栀子10g

山楂10g　川芎10g

7剂，日一剂，分两次服。

小柴胡汤为和解少阳半表半里方。柴胡苦平，入肝胆经，透解邪热，疏达经气，可疏解透达少阳之邪热；黄芩清泻邪热，与柴胡相配，共解半表半里之邪；太子参、炙甘草扶助正气，抵抗病邪；半夏、生姜、大枣和胃气。因患者经期发病，故加补骨脂、葛根、川芎、山楂补肾活血，理气通窍。全方共奏疏肝理气、补血活血通窍之功。

二诊：患者诉左耳听力稍有提高，仍时有耳鸣，头晕头痛缓解。舌红、苔薄，脉细弦。嘱其继服上方7剂。

三诊：患者诉左耳听力基本恢复正常。

（八）现代医学研究进展

现代中医常选用具有开窍、通络、益肾、通窍、解毒、活血、聪耳等功效之中药，有针对性地运用中药方剂，以通络解毒、养血化瘀、滋阴补气、醇香开窍，辨证治疗耳聋、耳鸣。现代中药药理学研究表明，活血化瘀、开窍通络中药常具有清除自由基、修复病变细胞、解除耳沉痛的作用，短期即可促进变性、萎缩、坏死的听觉神经细胞修复再生，再经全面规范治疗，短期内可消除耳鸣，恢复正常听力。行气开窍药物能改善内耳供血、增强耳内代谢，提高毛细胞兴奋性等，打通血液循环障碍，营养修复再生耳部细胞，激活耳蜗神经，使耳部细胞得以修复再生。此外，电针治疗耳聋、耳鸣是使用脉冲电磁场直接介入患者中耳及内耳，电波能改善局部血液循环、组织通透性和耳蜗供血，有利于恢复耳蜗的正常生理功能。

王氏以自拟方清肝通窍汤加减（龙胆草9g，栀子9g，黄芩12g，柴胡12g，生地黄12g，石菖蒲12g，川芎9g，葛根30g，丹参30g，炒酸枣仁30g，远志9g，当归12g，泽泻12g）治疗因情志失调、肝郁化火引起的耳鸣、耳聋取得较好的临床疗效[1]。有研究报道，针刺风池穴有改善椎–基底动脉系统和内耳动脉血液运行的作用[2]。如今在针灸治疗耳鸣、耳聋中，电针的应用越来越多，且多配合其他针灸疗法，陈夏燕采用针灸治疗本病可明显提高听力，针刺风池、翳风、耳门、听宫、听会等穴位，通过辨证配穴，或补或泻，或补泻兼施，用以改善耳部血液循环[3]。使用电针可通过颈部肌肉规律地收缩，使血流加速，改善内耳供血，从整体上调整脏腑经络功能，使五脏精气旺盛，经络气血畅达，耳得脏腑气血充养，则听力得以恢复或提高。此外，肾关为董氏奇穴之一[4]，为补肾要穴。足少阳五行属木，主南方，且经脉循于耳内，先泻风市，可以疏通闭阻之少阳经气；后补肾关，肾五行属水，主北方，且开窍于耳，两穴合用，共奏泻南补北之大法，既可以祛耳鸣、耳聋之标实，又可以补耳鸣、耳聋之本虚。

参考文献

［1］王俊霞，梁俊薇. 清肝通窍法治疗耳鸣耳聋86例［J］. 云南中医中药杂志，2010，31（6）：26.

［2］赵义造. 针刺治疗突发性耳聋后期的疗效观察［J］. 中国针灸，2006，26（3）：182–184.

［3］陈夏燕. 针刺治疗突发性耳聋30例［J］. 上海针灸杂志，2011，30（7）：489.

［4］杨维杰. 董氏奇穴针灸学［M］. 北京：中医古籍出版社，2002：100.

十一、麻木

（一）定义及临床表现

麻木是以局部或全身肌肤、肢体发麻，甚或全然不知痛痒为临床特征的一类病症。麻者，肌肤发麻，非痛非痒，如虫爬蚁行之感；木者，肌肤木然，顽痹无知。《诸病源候论·风不仁候》载"其状，搔之皮肤如隔衣是也"，因二者常同时并见，故合称麻木。

常表现为局部或全身肌肤、肢体发麻，甚或全然不知痛痒。

（二）病因病机

麻木病位在肌肤，如《金匮要略·中风历节病脉证并治》载"邪在于络，肌肤不仁"。邪气阻滞，或气血不足，都可导致经脉瘀滞，或肌肤不荣，人体感觉异常，发生麻木。

1. 外感风寒湿邪

风寒湿邪或相兼为患，或单独为患，或在表，使卫气宣发失职，营卫不调，皮肤不得温养而麻木；或邪气久留，痹着经脉，气血凝滞，肌肉失于气血之濡养而发麻木。

2.内生痰湿瘀血

一身之津液运化输布失常而成痰湿，痰湿为病，流窜全身，内而脏腑，外至筋骨皮肉关节，无处不达。或留于经络，或蓄于胸中、膈上、心下等处，影响气机升降出入，阻碍气血运行，气血不能外荣，故肌肤失养而生麻木。瘀血停滞体内，不仅失去血液濡养之功，若日久不散，亦会影响新血之化生，气血不流，机体无法得其煦濡，故麻木自生。可以看出，痰瘀常互结为患，相互搏结，闭阻血道，致手足失养而为麻木。

3.气血阴阳不足

《素问·逆调论》曰"营气虚则不仁，卫气虚则不用"，《景岳全书·非风》载"非风麻木不仁等证，因其血气不至，所以不知痛痒，盖气虚则麻，血虚则木"。气主煦之，血主濡之。气虚失运或血虚不荣，肌肤失于濡养，感觉异常则生麻木。刘完素《素问玄机原病式》曰"麻者，亦由涩也，由水液衰少而燥涩，气行壅滞，而不得滑泽通利……"。阴液、津液对人体具有营养、濡润作用。阴液亏虚，肢体筋脉失于濡润而麻木。《金匮要略·腹满寒疝宿食病脉证治》云"寒疝，腹中痛，逆冷，手足不仁"。《素问·生气通天论》曰"阳气者，精则养神，柔则养筋"。人体阳气虚衰，失于温煦，则多见手足、背部、下肢、小腹麻木，且多伴有厥冷之感。

（三）辨证要点

1. 辨虚实

起病较急，病程较短，新病即重者，多实；起病缓慢，病程较长，久病渐重者，多虚。

2. 辨病因

风为阳邪，其性升散，部位多发而偏上；湿为阴邪，其性黏浊，肢体肿胀而偏下；寒者肢凉怕冷，得温则舒；热者灼热肿胀，喜冷恶热；气血亏虚者并见心悸气短、眩晕倦怠；湿痰阻络者可见眩晕胸闷、咯吐痰涎、苔腻脉滑、形体胖盛等痰浊为病之征象；瘀血者常见肌肤甲错或僵硬，或肤色紫暗，或不知痛痒，舌多紫暗，脉多弦涩。

（四）辨证分型

1. 风邪入络

症状：肢体、手足、颜面部麻木不仁，并可伴口眼歪斜，言语不利，恶风寒热，脉浮等。

治法：祛风散寒，舒筋通络。

方药：真方白丸子合防风汤加减。

常用中药：天麻、白术、乌药、白芷、木瓜、白附子、僵蚕、全蝎、蜈蚣、防风、当归、茯苓、桂枝、秦艽、甘草。

2. 气虚失运

症状：手足、肌肤渐渐麻木，感觉减退，肌肉软弱，头昏身倦，四肢无力，面色㿠白，气短言微，食少便溏，舌淡，脉细弱。

治法：健脾益气、升发清阳。

方药：补中益气汤。

常用中药：生黄芪、党参、白术、炙甘草、升麻、柴胡、当归、陈皮、桂枝、淫羊藿、鸡血藤。若兼肺气虚，肌肤不固、麻木汗出者，加牡蛎、五味子、山萸肉等。

3. 血不荣筋

症状：肢体挛急，麻痹不仁，伸缩不利，面色不华，唇舌色淡，或有头晕、眼花、心悸，妇女月经量少色淡，脉细弱。

治法：补血养筋通络。

方药：四物汤加减。

常用中药：当归、熟地黄、白芍、川芎、枸杞子、何首乌、阿胶、黄芪、桂枝、鸡血藤、大枣等。若气血两虚，可用八珍汤加黄芪、鸡血藤、桑枝。

4. 阳气亏虚

症状：手足、肌肤麻木，感觉减退，手足逆冷，畏寒，神疲乏力，面色㿠白，便溏，舌淡苔滑，脉沉细。

治法：温阳益气。

方药：抵当乌头桂枝汤。

常用中药：附子、桂枝、党参、干姜、白术、甘草。

5. 阴液亏损

症状：肢体麻木，抽搐或筋惕肉瞤，皮肤枯瘪缺乏弹性，头目昏眩，自汗，神疲气短，口干欲饮，小便短少而黄，舌红脉细数无力。

治法：滋阴养血。

方药：四物汤合大定风珠。

常用中药：地黄、白芍、当归、麦冬、阿胶、五味子、龟板、鳖甲、川芎、鸡血藤。

6. 肝肾亏虚

症状：肢体麻木，痿软无力，不能久立，甚至步履全废，腿胫大肉渐脱，伴有眩晕耳鸣，舌咽干燥，遗精或遗尿，妇女月经不调，舌红少苔，脉细数。

治法：补益肝肾，滋阴清热。

方药：六味地黄丸。

常用中药：熟地黄、山药、山茱萸、茯苓、泽泻、牡丹皮、龟板、知母、当归、白芍。

7. 湿热浸淫

症状：四肢末端麻木，状如蚁行，或下肢麻木，甚则手麻不能握物，足痿不能履地，或患部灼热胀痛，口苦，尿黄，苔黄腻，脉濡数。

治法：清利湿热、舒筋活络。

方药：四妙丸酌加木瓜、秦艽、丝瓜络、木通、忍冬藤、豨莶草、木防己、萆薢。若兼灼热疼痛，可加生地黄、赤芍、丹参、制乳香、制没药等凉血止痛之品。

8. 痰浊阻络

症状：肢体麻木不仁，反复发作，日久不愈，伴有肢节酸痛，得温热或按摩而暂减，或兼有轻度浮肿，胸胁不舒，下肢沉困，可伴见眩晕，咳吐痰涎，苔白腻，脉滑。风痰者，以麻为主，常兼震颤，舌强语謇；湿痰者，以木为重，可兼有皮肤肿起，皮色不变，或局部冷麻喜温。

治法：豁痰通络，或兼祛风，或兼燥湿。

方药：二陈汤加味，风痰者可选加僵蚕、全蝎、蝉蜕等；湿痰者可选加法半夏、苍术、白芥子、白附子、茯苓等。

9. 风湿痹阻

症状：四肢麻木，或腰脊如板，活动不灵，或下肢自臀而下时作麻痹，状如触电，伴骨节酸疼，变天加重，舌苔薄白，脉细弦或细濡。

治法：祛风胜湿、散寒通络。

方药：独活寄生汤加减。

常用中药：独活、桑寄生、杜仲、牛膝、细辛、秦艽、茯苓、肉桂、防风、人参、当归、芍药、干地黄、薏苡仁、木瓜、川乌、威灵仙、淫羊藿、桂枝、刺蒺藜、骨碎补。

10. 瘀血阻滞

症状：全身或四肢或某部麻木不仁，感觉迟钝甚则感觉消失，肤色枯燥或紫黑，肌肤甲错，肌肉萎缩，舌质紫暗，有瘀斑或瘀点，脉细涩。

治法：活血化瘀通络。

方药：补阳还五汤合桃红四物汤加减。

常用中药：生黄芪、赤芍、当归、地龙、桃仁、红花、生地黄、川芎。

（五）临证经验

1. 善用虫类药

孙久林在辨证分型的基础上善用虫类药，如水蛭、地龙、全蝎、蜈蚣、僵蚕等能息风止痉，且其性走窜，擅搜剔留滞经络间之风邪，同时能去瘀生新止痛，还能缓和脉络之拘急。

2. 选用引经药

孙久林常根据麻木部位选用引经药，上肢用羌活、川芎、姜黄、桂枝、桑枝，下肢用牛膝、木瓜、防己、木通，颈项用葛根，腰脊用桑寄生、狗脊、杜仲，全身用鸡血藤、金银藤。

（六）善用药对

1. 川芎配鸡血藤

川芎乃"血中气药"，具有行气活血之功，而鸡血藤除行气补血之外，还有舒经通络之效，两药配伍能加强行气活血通络的作用。

2. 丹参配当归

丹参微寒，具有养血安神、活血祛瘀之功，临床上常用于祛除阻滞于脏腑经络的瘀血；当归可补血活血，为理血要药，两药相配，一寒一温，活血而不伤正。

3. 桂枝配细辛配当归

桂枝辛甘温煦，入营血，达四肢，"力善宣通"（《医学衷中参西录》），能"温经通脉"。细辛"善祛阴分之寒邪"（《本草正》）而温通经脉，"桂枝得细辛而气血流经"（《古今名医方论》），温通之力增强。"脉者血之府，诸血皆属心，凡通脉者必先补心益血"（《注解伤寒论》）。当归"味甘而重，故专能补血，其气轻而辛，故又能行血，补中有动，行中有补，诚血中之气药，亦血中之圣药也"（《本草正》），既能补血中之虚，又能行血中之滞。三药配伍，温阳与散寒并用，养血与通脉兼施，使营血充、寒凝散、经脉通，则血虚寒凝经脉诸症得解。

（七）临床医案

医案1

安某，女，82岁，主因"左上肢麻木震颤一个月"于2020年2月3日就诊，患者现左上肢麻木疼痛，有时伴有不自主震颤，口干，舌红，少苔，脉细数。头颅CT示：多发性腔隙性脑梗死。诊断：麻木。辨证属阴液亏损。

处方：

龟板30g　生牡蛎30g　熟地黄15g　生地黄15g　麦冬15g

阿胶10g　当归15g　白芍15g　钩藤15g　全蝎3g

中药免煎颗粒7剂，冲服，日一剂。

二诊：患者左上肢麻木较前减轻，不自主震颤发作次数较前减少，但患者大便溏，次数增多，考虑是大量滋阴之药有滑肠之弊，前方去麦冬，加茯苓25g，陈皮12g，炙甘草15g以健脾理气。

三诊：患者左上肢麻木较前减轻，未发作不自主震颤，未再腹泻，继续服上方7剂。

【按】患者年老，阴液亏虚，筋脉失于濡养，发为麻木震颤。舌脉亦为阴虚之象，方选四物汤合大定风珠加减以滋阴养血。

医案2

王某，女，50岁，主因"左下肢麻木无力一月"于2019年7月2日就诊，既往有腰椎间盘突出症病史。现左侧膝关节以下麻木无力，怕风冷，夜间及阴雨天加重，夜间需盖棉被，热敷则减，便溏，神疲气短乏力，舌淡胖，有齿痕，苔白，脉沉细。诊断：麻木。辨证属阳虚寒凝。

处方：

生黄芪30g 附子10g 桂枝12g 党参15g 干姜15g

炒白术15g 细辛3g 当归15g 独活10g 牛膝15g

全蝎3g 炙甘草15g

中药饮片7剂，煎服，日1剂，每日两次。

二诊：患者左侧膝关节麻木及怕冷感较前减轻，便溏较前改善，但食欲较前下降。舌淡红，苔白，脉沉细。前方加陈皮12g，砂仁6g，余药同前，继服14剂。

三诊：患者左侧膝关节麻木感及怕风冷明显减轻，夜间无须盖棉被，无气短乏力，食欲可，大便正常。舌淡红，苔白，脉沉细。继服前方14剂，同时嘱患者艾灸中脘、神阙、关元、足三里、涌泉等穴，一个月后电话随访，患者基本病愈。

【按】患者素体阳气亏虚，加之有痹症病史，气血运行不畅，筋脉失于濡养，故发为麻木。结合舌脉，辨证属阳虚寒凝，方选抵当乌头桂枝汤加减。生黄芪、附子、干姜益气温阳，桂枝、细辛、当归温经散寒，养血通脉，党参、白术健运脾胃，独活祛风湿，通痹，全蝎搜风祛瘀通络，肝主筋，肾主骨，以牛膝补肝肾。二诊，患者食欲变差，考虑因益气温阳补肾药物碍脾，加陈皮、砂仁理气醒脾，脾胃运动转旺，才能更好地发挥补药的作用。

（八）现代医学研究进展

现代医学认为麻木是一种感觉障碍，是在无任何外界刺激下患者产生的主观感觉异常。发病机理目前认为可能与感觉神经传导有关。

麻木与西医学的结缔组织病、内分泌障碍疾病和周围血管性病变等有很大的相关性，西医多采用营养神经治疗。中医的病机判断为气血无法正常运达肌腠，肌肤失于温煦，临床上需分清标本虚实，其治疗手段包括中药、针刺、拔罐、刺络放血、中药熏蒸等，均能收到较好的临床效果。罗莉等采用加味黄芪桂枝五物汤治疗肢体麻木症患者，疗效较好，病程在半年以内者疗效最好[1]。李德俭等采用中药身痛逐瘀汤治疗脑梗死后半身麻木，临床总有效率90.00%，安全可靠，值得临床推广应用[2]。张文霞采用身痛逐瘀汤加减拟方治疗腰椎间盘突出症术后麻木患者，同样能缓解患者的麻木程度，提高患者的生活质量[3]。

参考文献

［1］罗莉，徐超. 加味黄芪桂枝五物汤治疗肢体麻木症71例疗效分析［J］. 四川中医，2012，30（6）：91.

［2］李德俭，李冰. 采用中药身痛逐瘀汤治疗脑梗死后半身麻木患者的疗效观察［J］. 世界最新医学信息文摘，2019，19（82）：164，167.

［3］张文霞. 身痛逐瘀汤加减拟方治疗腰椎间盘突出症术后麻木临床疗效观察［J］. 四川中医，2018，36（12）：133-135.

十二、痴呆

（一）定义

痴呆又称"呆病""健忘"，是由髓减脑消、神机失用所导致的一种神志疾病，以呆傻愚笨、智能低下、善忘等为主要症状。

（二）临床表现

痴呆是一种以记忆和认知功能进行性损害为特征的疾病。轻者可见神情淡漠，寡言少语，近事遗忘，反应迟钝，善忘，日常生活能部分自理；重者则表现为终日不语，或闭门独居，或喃喃自语，或言语重复，或错乱，远事也忘，时空混淆，不识亲友，神情淡漠或烦躁，或忽笑忽哭，饥不欲食，或数日不知饥饿，日常生活完全需他人帮助。

中医古籍对痴呆论述较少。《神农本草经》中记载有"善忘""喜忘"。《伤寒论》中记载有"健忘"。明代张介宾《景岳全书·杂病谟》中有"癫狂痴呆"专篇，指出本病由郁结、不遂、思虑、惊恐等多种病因所致，并云"痴呆症，凡平素无痰，而或以郁结，或善愁，或以不遂，或以思虑，或以疑惑，或以惊恐，而渐致痴呆，言辞颠倒，举动不经，或多汗，或善愁，其证则千奇百怪，无所不至"。指出其病机为"逆气在心，或肝胆二经，气有不清而然"，认为"此证有可愈者，有不可愈者，亦在乎胃气、元气之强弱，待时而复，非可急也。凡此诸证，若以大惊猝恐，一时偶伤心胆，而致失神昏乱者，此当以速扶正气为主，宜七福饮或大补元煎主之"。明代李时珍在《本草纲目·辛夷》中提出"脑为元神之府"。清代陈士铎《辨证录》中有"呆病门"专篇，对呆病症状描述甚详，认为本病"痰气独盛，呆气最深"，在治疗上提出"治呆无奇法，治痰即治呆也"，采用"开郁逐痰，健胃通气"之大法，立有洗心汤、转呆丹、还神至圣汤等方剂。清代王清任在《医林改错·脑髓说》中明确指出"灵机记性，不在心在脑"。本病相当于西医的阿尔茨海默病、血管性痴呆、早老性痴呆、先天性痴呆、混合性痴呆、脑淀粉样血管病、代谢性脑病、中毒性脑病等。

（三）病因病机

本病多因先天禀赋不足，或年老肾衰，或久病耗损，以及情志内伤等，导致髓海不足，神机失用。病位在脑，与心、肝、脾、肾功能失调密切相关。肾虚髓减贯穿痴呆发生、发展的始终，所谓"高年无记性者，脑髓渐空"；而痰浊、瘀血是导致痴呆的主要病理因素，所谓"痰气独盛，呆气最深""凡有瘀血也，令人善忘"。病性有虚实之分，本虚为肾精亏虚，气血不足，髓海不充，元神失养。标实为痰浊、瘀血内阻脑络，蒙蔽清窍，神明不清。正虚日久，气血亏乏，脏腑功能失调，气血运行不畅，或积湿为痰，或留滞为瘀，痰瘀交结，使病情加重或缠绵难愈，往往出现虚中夹实之证。若痰瘀日积，内生毒热，留滞清窍，闭阻脑络，神明被扰，神机失用，可致病情恶化，出现毒盛正衰之候。

1. 先天禀赋不足

《重庆堂随笔》云"盖脑为髓海，又名元神之府，若水足髓充，则元神清湛而强记不忘矣，若火炎髓竭，元神渐昏，未老健忘，将成老损也"。《灵枢·经脉》云"人始生，先成精，精成而脑髓生"。若先天禀赋不足，身体羸弱，脏腑虚衰，气血不足，不能充髓养脑，髓减脑消，则渐发痴呆。

2. 年老肾衰

《灵枢·海论》记载"髓海不足，则脑转耳鸣，胫酸眩冒，目无所见，懈怠安卧"。《千金翼方》中有"人年五十以上，阳气日衰，损与日至，心力渐退，忘前失后，兴居怠惰。"《医学心悟》云"肾主智，肾虚则智不足。"人至老年，脏腑功能衰减，肾中精气不足，不能生髓，髓海不足，元神失养，神机失用，渐成痴呆。

3. 久病耗损

《灵枢·五癃津液别》中有云"五谷之津液，和合而为膏者，内渗入于骨空，补益脑髓"。如中风、眩晕等病缠绵不愈，久病耗损，积损正伤，致脾胃损伤，脾失健运，无以化生气血，脑髓不充，元神失养，而成痴呆；若脾失健运，聚湿生痰，痰浊内停，气血运行不畅，痰瘀互结，蒙蔽清窍，神明不清，而致痴呆。正如《血证论》记载"又凡心有瘀血，亦令健忘……血在上则浊蔽而不明矣。凡失血家猝得健忘者，每有瘀血"。

4. 七情内伤

郁怒伤肝，或情志不遂，肝失疏泄，肝气郁结，郁久化火，扰乱心神，神明被扰，神机失用，则见性情烦躁，忽哭忽笑，变化无常，神机散乱等；或肝郁乘脾，脾失健运，聚湿生痰，痰蒙清窍，神明被扰，神机失用而致痴呆；或久思积虑，耗伤心脾，心阴亏耗，气血乏源，脑失所养，神明失用，发为痴呆；或惊恐伤肾，肾虚精亏，髓海不足，元神失养，神机失用，发成痴呆。

（四）辨证要点

1. 辨部位

痴呆病位在脑，与心、肝、脾、肾关系密切，与肾的关系尤为密切。病位不同，其证候特征亦不同，临证时应当详辨。

2. 辨证候演变

痴呆早期以肾精亏虚、气血不足为特点，属实多虚少；中期以痰瘀互结、脾肾不足为特点，属虚实并存；晚期以肝肾阴虚、痰热瘀毒为特点，属虚多实少。

（五）辨证分型

1. 髓海不足

症状：记忆减退，健忘呆钝，判断力差，或失算，重者失认，头晕耳鸣，齿枯发焦，腰膝酸软，步行艰难。舌瘦色淡，苔薄白，脉沉细。

治法：补肾填精，生髓养脑。

方药：左归丸加减。

常用中药：熟地黄、何首乌、山萸肉、山药、枸杞子、川牛膝、砂仁、石菖蒲、郁金、炙甘草。

2. 脾肾不足

症状：记忆减退，行动迟缓，沉默寡言，倦怠乏力，失认失算，腰膝酸软，面色无华，爪甲苍白，食少纳呆，气短懒言，心悸乏力，四肢不温，腹痛喜按，舌质淡，苔白，脉细弱。

治法：补肾健脾，益气升阳。

方药：归脾汤加减。

常用中药：党参、黄芪、炒白术、白芍、当归、茯苓、远志、龙眼肉、酸枣仁、石菖蒲、郁金、木香、益智仁、炙甘草。

3. 痰浊蒙窍

症状：表情呆钝，智力减退，头晕身重，纳呆呕恶，不思饮食，呕吐涎沫，脘腹胀满，舌质淡，苔白腻，脉滑。

治法：化痰开窍，健脾化浊。

方药：涤痰汤加减。

常用中药：半夏、陈皮、茯苓、枳实、竹茹、胆南星、石菖蒲、郁金、党参、甘草、大枣。

4. 瘀血内阻

症状：反应迟钝，记忆减退，或行为怪异，或思维异常，面色晦暗，肌肤甲错。多有产伤及外伤病史，或心肌梗死、脑卒中史。舌质紫暗，有瘀点瘀斑，苔薄白，脉细涩。

治法：活血化瘀，通窍醒脑。

方药：通窍活血汤加减。

常用中药：麝香、桃仁、红花、赤芍、川芎、郁金、石菖蒲、郁金、全蝎、蜈蚣、生姜。

（六）临证经验

1. 中西合参

孙久林认为，在辨证候演变的同时，还应配合西医影像学检查（头颅CT、头部MRI）、脑功能检查、电生理检查（脑电图EEG、躯体感觉诱发电位SEPS）、实验室检查（血糖、血脂、免疫学检查）、神经心理学检查，判断病人脑血管损伤的严重程度及脑功能情况，同时配合西药治疗，控制症状，从而延缓疾病的发展。

2. 治疗重在填精补髓

孙久林认为，痴呆证候演变虽为虚实夹杂，但以虚为主，强调肾精亏虚贯穿痴呆发展的始终。《医学心悟》云"肾主智，肾虚则智不足"；清·汪昂《医方集解》曰"人之精与志皆藏于肾，肾精不足则志气衰，不能上通于心，故迷惑善忘也"。肾为先天之本，五脏之根，五脏六腑之精皆源于肾。肾中精气不足，不能生髓，髓海不足，元神失养，神机失用，渐成痴呆；或肾气日衰，气化无力，气血津液运化失常，化痰生瘀，痹阻清窍，神明被扰，神机失用而致痴呆，故治疗应以补虚为主，重在填精补髓，兼以化痰活血开窍。

3. 善用虫类药

孙久林认为，痴呆日久者以肾虚为本，发病于脏腑亏虚，髓减脑消，但临证时往往又夹杂痰浊、瘀血之证，症见肌肤甲错、面色晦暗、口干不欲饮、舌质暗，有瘀点瘀斑，或舌下脉络曲张，苔白厚腻，脉弦等，故治法以补肾填精、生髓养脑为主，兼以涤痰逐瘀。孙久林对痴呆日久者，常加用小剂量虫类药物，如全蝎、蜈蚣、僵蚕、水蛭、地龙等，乃结合"久病入络""久病血瘀"理论，认为虫类药物其味多辛、咸，辛能入络散结，咸能入血软坚，其灵动迅速，非植物药所能堪比。如叶天士所云"久则邪正混处其间，草木不能见效，当以虫蚁疏逐"，以"搜剔络中混处之邪"。对痴呆日久者在滋肾补精的基础上加入小剂量虫类药物，一方面是利用虫类药物的攻窜散结之性，促使痰瘀消散；另一方面是利用虫类药物的辛散之性，促使滋阴药向上运行，同时抑制滋阴药物的黏腻之性，协助滋阴药物发挥填精益髓的功效。同时现代药理研究证实，虫类药物如水蛭、地龙等，具有降纤、抗凝、抗血栓等作用，故孙久林认为攻补结合，顽疾方解。

4.防中风病渐生痴呆

中风或中风之后，风痰瘀血痹阻脑脉，气血精微不能濡养脑窍，脑髓不充，元神失养，而渐成痴呆。因此，除规范使用抗血小板聚集、调脂、降压、降糖药外，孙久林强调中医还要重视"气"的改变。气为血之帅，气行则血行。若气不足则血脉瘀滞，脑失所养，元神失聪；若气足则血脉通畅，化源充足，精微得布，脑窍充盈，反应敏捷。因此，临证时要重视脾胃为后天之本，对脾肾不足证型者，孙久林提出补肾健脾、益气升阳治法，可延缓痴呆的进展，在治疗上常获良效。

5.重视预防为先

治未病既是预防的措施，又是治疗的重要手段。《素问·血气调神大论》云"圣人不治已病治未病，不治已乱治未乱"。孙久林认为，肾虚髓减贯穿痴呆发展的始终。肾主骨生髓，脑为髓海。若肾精充足，则脑窍充盈，记忆力增强，肢体强劲；若肾精不足，髓海失充，则脑窍失养，记忆力减退，反应迟钝，精神不振，呆傻蜷卧。因此，预防老年痴呆的发生，平日可多进食具有补肾益精作用的食物，如核桃、枸杞子、山药、黑芝麻，以及鸡蛋、动物内脏、鱼类等，并嘱患者适寒温，戒烟限酒，清淡饮食，避免过逸恶劳，适当锻炼，如练习气功、太极拳、慢跑等，以增强体质，保持充沛的精力，提高大脑中枢系统功能。

6. 重视情志致病

《景岳全书》云"或以郁结，或以不遂，或以思虑，或以惊恐而渐至痴呆"。孙久林认为，一部分痴呆患者在发病前，曾出现不同程度的情志刺激。情志不遂，肝失疏泄，肝郁日久克脾，脾失健运，聚湿生痰，痰阻血瘀，蒙蔽清窍，神明被扰，神机失用，而渐致痴呆。因此对这类患者在临证时，孙久林常合用香附、郁金、合欢花等疏肝解郁之品。现代研究亦证实，保持良好的情绪有助于提高大脑细胞的活力，从而可改善记忆力。

（七）善用药对

1. 熟地黄配何首乌

熟地黄质地柔润，味甘而厚，性温不燥，长于滋补真阴，生精血，填骨髓，充脑海，聪耳明目，养神益智，具有补血滋阴、益精填髓之功效。何首乌苦甘而涩，不寒不燥，既能峻补先天之真阴，又能调补后天之营血，益精髓，乌须发，驻颜延年，长养精神，具有益肾固精、补肝养血之功效。二药配伍，能加强滋阴、生精、填髓、健脑之效。

2. 石菖蒲配郁金

石菖蒲味辛，性温，归心、胃经，祛痰开窍，化湿开胃，宁神益智。《神农本草经》言：石菖蒲能"通九窍，明耳目，出声音……不忘，不迷惑，延年"。郁金味辛、苦，性寒，归心、脾、胆经，活血止痛，行气解郁，清热凉血，清心开窍，利湿退黄。二者配伍，开窍化浊，宁神益智，用于痰蒙清窍所致神昏、失眠、健忘等。

（八）临床医案

医案1

周某，男，72岁，退休，2019年8月25日初诊。主诉：记忆力减退、反应迟钝三个月。患者近三个月来出现记忆力减退明显，反应迟钝，精神不振，蜷卧思睡，行动迟缓，一个月前曾在当地医院行头颅CT检查，提示双侧基底节区多发性脑梗死，部分形成软化灶，白质脱髓鞘改变，脑萎缩，诊断为血管性痴呆，给予安神补脑颗粒、银杏叶片、茴拉西坦片口服，效果不明显，遂来就诊。现症见：近期记忆力差，远期记忆尚存在，反应迟钝，腰酸耳鸣，纳差，思睡，小便频，大便可。舌质暗有瘀斑，苔白腻，脉弦细。既往脑梗死病史十余年，遗留言语发笨、左侧肢体活动不利，平日持拐尚可行走；高血压病史十余年，血压最高达180/110mmHg，目前口服苯磺酸氨氯地平片5mg，每日1次，血压维持在140/90mmHg；高脂血症病史十余年。辨证属髓海不足。治以补肾填精，生髓养脑。

处方：

熟地黄25g　何首乌20g　山萸肉15g　山药15g　枸杞子20g

川牛膝15g　石菖蒲15g　郁金15g　僵蚕10g　川芎15g

砂仁6g　炙甘草10g

14剂，水煎服，日1剂，分两次温服。

二诊：患者诉记忆力较前略改善，腰酸、耳鸣症状大减，舌质暗有瘀斑，苔薄白，脉弦细。上方加龟板10g，鹿角胶15g，再服1个月。

三诊：患者诉记忆力减退明显好转，反应较前灵敏，肢体强健。

【按】患者年老肾虚，加之患脑梗死多年，积损内伤，肾中精气亏耗，髓海空虚，髓减脑消所致。髓海不足，则脑窍失养，记忆力减退，反应迟钝，精神不振；肾精亏虚，不能上奉清窍，下荣腰骨，则见耳鸣腰酸。治疗以补肾填精、生髓养脑为主，方选左归丸加减。方中熟地黄、何首乌、山萸肉、枸杞子、川牛膝滋补肝肾，山药健脾滋肾，结合舌质暗有瘀斑，苔白腻，脉弦细，考虑患者同时存在久病痰瘀阻络，故加入石菖蒲、郁金豁痰开窍，僵蚕、川芎活血通络，加砂仁以健脾和胃，以防熟地黄、何首乌等补益太过，滋腻碍胃。二诊中，患者舌苔浊腻已去，故守方再加入龟板、鹿角胶，滋精益髓巩固疗效。龟板善于滋阴降火，鹿角胶重在温阳，在补阴之中佐以补阳药，取"阳中求阴"之义。肾精充足，髓生则神复，故取得良好效果。

医案2

陈某，男，78岁，退休，2019年10月20日初诊。主诉：头晕健忘两年。患者两年来头晕、头沉，健忘，记忆力减退，反应迟钝，抑郁寡欢，食少纳呆，倦怠乏力，四肢不温，腰膝酸软，耳鸣耳聋，白天多寐，夜间少寐，生活能力下降。曾在外院诊断为阿尔茨海默病，MMSE评分22分。目前口服补肾益脑片、安理申片等治疗，效果不佳，症状逐渐加重，常年服用佐匹克隆助睡眠，舌质淡，苔白，脉细弱。门诊携带头颅CT示：脑萎缩。辨证属脾肾不足。治以补肾健脾，益气升阳。

处方：

党参25g　黄芪25g　炒白术20g　白芍20g　当归15g

茯苓15g　远志15g　龙眼肉15g　酸枣仁30g　石菖蒲15g

郁金15g　木香6g　益智仁20g　炙甘草10g

14剂，水煎服，日1剂，分两次温服。

二诊：患者自觉头晕、健忘、反应迟钝、精神状态、夜间睡眠均较前稍好转，白天蜷卧思睡症状减轻，四肢转温，但时有烦躁，舌红色淡，苔薄白，脉细弱，守方不变，加柴胡15g疏肝理气，服14剂。

三诊：患者情绪好转，上方出入调理半年，认知功能无明显恶化，生活能力未见下降。

【按】患者年老体虚，肾精亏耗，髓海不足，加之久病耗损，积损正伤，脾胃虚弱，脾失健运，无以化生气血，以致脑髓不充，元神失养，而成痴呆。头为诸阳之会，气虚则清阳不升，脑失所养，故见头晕、头沉；脾失健运，无以化生气血濡养四肢，故见食少纳呆，倦怠乏力，四肢不温；气虚清窍不利，故见耳鸣耳聋。结合舌脉象，辨证为脾肾不足，治疗以补肾健脾、益气升阳为主，方选归脾汤加减。方中党参、黄芪、炒白术、炙甘草甘温补脾以生气血；当归、白芍、龙眼肉甘温补血、健脾养心；远志、酸枣仁宁心安神；木香行气健脾，又防补益太过，滋腻碍胃；石菖蒲、郁金醒脑开窍；茯苓健脾化痰；益智仁补肾健脑。辨病与辨证相结合，故疗效显著。

（九）现代医学研究进展

1. 单味药治疗

（1）黄芪：具有促进体内代谢，增强免疫及免疫调节，扩张血管，抑制血小板聚集，降低血液黏稠度，改善血液循环和脑血流量等作用。另外，黄芪中含有锌等微量元素，对于预防老年痴呆有一定作用。

（2）黄精：具有补脾益气、滋肾填精、养心安神的作用。《本草纲目》记载其"补诸虚……填精髓"，用于治疗老年痴呆心脾两虚、肝肾不足、筋骨软弱等症。黄精中还含有能提高超氧化物歧化酶、抗氧化、防治动脉硬化、对抗自由基的成分，因而能起到抗衰老的作用。

（3）人参：《神农本草经》云其能"开心益智"。现代药理研究表明，人参可促进脑内RNA和蛋白质的合成，具有抗衰老、抗疲劳、保护神经细胞、清除自由基等作用，可用于改善中老年人微循环，提高记忆力、学习能力，延缓衰老。

（4）川芎：具有扩张脑血管，改善脑血流量和微循环，抑制血小板聚集和血栓形成等作用。常用于治疗各种类型的老年痴呆，对气滞血瘀、脑脉瘀阻者尤其适用。

（5）枸杞子：《药性论》言其"补益精，诸不足……令人长寿"。现代药理研究表明，枸杞子具有降血糖、降血脂、减少体内自由基、提高人体免疫功能等作用。适用于治疗老年痴呆肝肾亏虚症，兼有虚劳咳嗽、心烦消渴等。

（6）茯苓：具有抗氧化、防衰老，增强免疫力，提高大脑细胞活性等作用，此外，还有镇静作用，对神经衰弱有效。

2. 单方、验方治疗

（1）参茸精每次服3g，每日3次，2个月为一个疗程，连用3~4个疗程，用于虚证型痴呆。

（2）何首乌30g，生山楂20g，兑水煎服，每日1次，用于肝肾不足所致痴呆。

（3）灵芝片每次1片，每日3次，3个月为一个疗程，用于脾肾亏虚型痴呆。

（4）远志3g，石菖蒲3g，干蝮蛇1g，共研末，浓煎，每日1剂，可增强记忆力。

（5）远志根（阴干、切细）11g，用500mL水煎至350mL，每日1剂，可治疗健忘。

3. 中成药治疗

（1）银杏叶片：具有活血化瘀、通脉舒络功效。现代药理研究表明，银杏叶具有清除自由基生成，抑制细胞膜脂质过氧化物，提高红细胞SO活性等作用；可拮抗血小板活化因子引起的血小板聚集，防止血栓形成；对脑部循环及脑细胞代谢有较好的改善和促进作用，对大脑起到保护作用。

（2）复方海蛇胶囊：具有补肾宁心、化痰安神功效。对于老年痴呆症有一定功效，用于心肾不交兼痰浊的健忘证，症见善忘无记、腰酸腿软、头晕心悸、少寐多梦、纳呆等症。现代药理研究表明，该药主要成分为海蛇活酶，可直接透过血脑屏障，进入受损大脑神经元，有效保护中枢神经系统免受氧自由基和6-羟基多巴胺等有害物质的侵害，并通过调节和改善神经元的代谢，促进突触形成，诱导神经元分化，起到修复大脑黑质中受损变性的多巴胺神经元，使其恢复原有功能，释放足够量的多巴胺，保持大脑内多巴胺神经递质和乙酰胆碱的平衡。

4. 食疗

（1）桂圆15个，红枣15个，兑水煎服，每晚睡前服，用于老年痴呆症患者夜间失眠、易惊、烦躁不安。

（2）银耳15g，黑木耳10g，冰糖20g，先将银耳、木耳用温水泡发，放入碗内，再将冰糖掺入，放入蒸屉中蒸1小时，每日服食1～2次，用于滋补肾阳、益智健脑。

（3）桑椹50g，粳米250g，核桃仁30g，共煮成粥或做成米饭食用，每日1次，久食可健脑。

（4）紫菜20g，鸡蛋3个，炖汤，久食，用于老年痴呆症的辅助治疗。

（5）羊脑1个，蒸熟后调味食用，具有健脑益肾功效。

（6）花生米45g，粳米50g，冰糖适量，加水煮至米烂汤稠，每日晨起空腹温热食用，久食能延缓脑功能衰退。

（7）大蒜1头捣烂，与炒芝麻180g、蜂蜜180mL混合，储藏1个月以上，每次取半勺，用90mL热水冲服，每日1次，久服可增强记忆力。

5.针灸疗法

（1）主穴：百会、四神聪、太溪、膻中、气海、足三里、外关。

（2）加减：肝肾阴虚者加肝俞、三阴交补益肝肾；气血不足者加气海、膈俞益气养血；痰浊中阻者加中脘、丰隆化痰通络；瘀血阻络者加膈俞、委中活血化瘀。

（3）操作：各腧穴均常规针刺，得气后以180次/分的频率捻转2分钟，停针30分钟，每天治疗1次。